KB248060

역삼투압 정수기가 사람 잡는다

역삼투압 정수기가 사람잡는다

1판 2쇄 : 인쇄 2012년 11월 20일
1판 2쇄 : 발행 2012년 11월 25일

지은이 : 손상대
펴낸이 : 서동영
펴낸곳 : 서영출판사

출판등록 : 2010년 11월 26일(제25100-2010-000011호)
주소 : 인천광역시 계양구 효성동 200-1 현대 404-103
전화 : 02-338-7270 팩스 : 02-338-7161
이메일 : sdy5608@hanmail.net

디자인 : 이원경

ⓒ손상대 seo young printed in incheon korea
ISBN 978-89-97180-15-8 13510

일원화 공급처_(주)북새통
주소 : 서울 마포구 서교동 465-4 광림빌딩 2층
전화 : 02-338-0117(대표), 팩스 : 02-338-7160
이메일 : info@booksetong.com

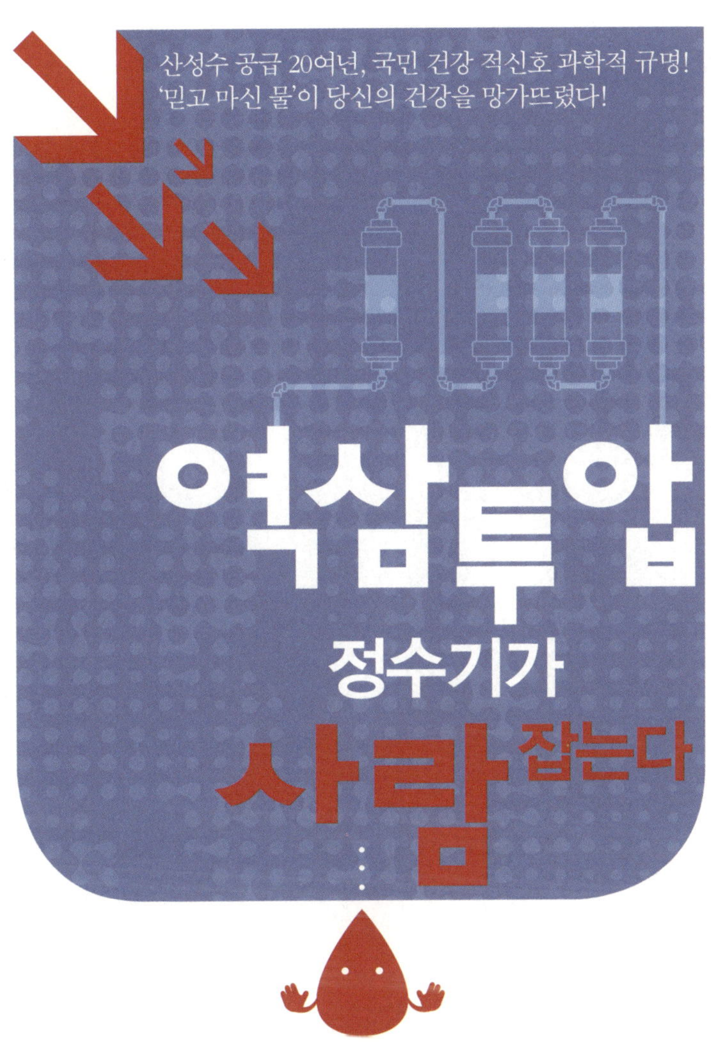

역삼투압 정수기가 사람 잡는다

2012·서영

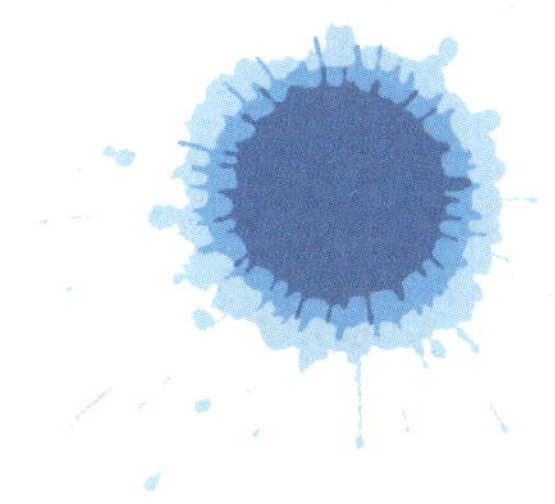

책을 내면서

물은 정직하다. 조금도 거짓말을 하지 않는다. 다만 말만 못할 뿐이지 인간이 준만큼은 반드시 되돌려준다. 선은 선으로 해악은 해악으로 말이다.

필자는 강원도에서 태어나 경상북도 울진이라는 청정마을에서 유년기를 보냈다. 지천에 널린 것이 물이다 보니 당연히 물의 귀중함을 모르고 자랐다. 심지어는 유리알같이 맑은 동네 앞 시냇가에서 물고기를 잡기위해 동네 형들이 약을 풀어 놓으면 냇물이야 어떻게 됐건 신이 나서 물고기만 줍던 철없던 시절도 있었다. 그래서인지 지금까지도 모든 산과 들에서 마주치는 물을 보면 그냥 마셔도 될 것 같은 느낌을 갖곤 한다.

그런 필자에게 물의 소중함을 제대로 일깨워 준 계기가 있었다. 1991년 3월이다. 우리에게는 낙동강 페놀유출사건으로 잘 알려진 물 오염사건이다.

1991년 낙동강 페놀 오염 사건(汚染事件)은 구미 공업단지 안의 두산전자에서 1991년 3월 14일[1]과 4월 22일[2] 두 차례에 걸쳐 각각 페놀 30톤과 1.3톤이 낙동강으로 유출된 사건이다. 페놀은 대구 지역의 상수원으로 사용되는 다사취수장으로 유입되었으며, 염소를 이용한 정수처리 과정에서 클로로페놀로 변하면서 악취를 유발했다.

당시 필자는 현장 취재를 위해 부산을 가게 됐다. 구미에서 시작된 독성 물질인 페놀로 오염된 물이 부산의 가정집으로까지 침투했기 때문인데, 그 위험성의 현실을 국민들에게 알리기 위해서였다. 페놀은 순식간에 대구와 부산의 상수원을 모조리 오염시켰고, 수돗물에서 발생하는 악취 때문에 식수는 물론 세수도 제대로 할 수 없을 정도였다.

처음엔 단순히 사고의 현실만 파악하면 된다고 생각했던 필자에게 취재 도중 마주친 한 어린아이의 구토 장면은 그야말로 충격이었다. 아직 자신의 감정도 제대로 표현하지 못하는 1~2살 정

---

1) **1차 유출** : 1차 유출은 3월 14일 밤 10시부터 3월 15일 새벽 6시까지 이루어졌다. 30톤의 누출로, 수돗물의 페놀 수치가 0.11ppm까지 올라간 지역도 있었는데, 이는 당시 대한민국의 허용치인 0.005ppm의 22배, 세계보건기구의 허용치인 0.001ppm의 110배에 달하는 수치였다. 이후, 정수장에서는 클로로페놀의 합성을 방지하기 위해 염소 소독을 중단하고 활성탄, 오존, 이산화염소로 물을 처리하였다. 이 사건으로 대구 환경청 직원 7명과 두산전자 관계자 6명 등 13명이 구속되고, 관계 공무원 11명이 징계처리 되었다. 두산전자에 대해서는 30일 영업정지 처분을 하였으나, 고의성이 없었다는 이유로 20일 만인 4월 9일 조업 재개가 허용되었다.

2) **2차 유출** : 2차 유출은 4월 22일 오후 12시 5분에 발생하였다. 이 사건의 결과로 박용곤 두산그룹 회장, 허남훈 환경처 장관, 한수생 차관이 자리를 물러나게 되었다. 두산전자에 대해서는 64일의 영업정지 처분이 내려졌다. 하지만 이미 임신한 부인이 유산하고 대구지역 주민들은 악취와 환경오염 공포에 시달리는 등 피해를 입은 뒤였다. 또한 사건이전에도 정화비용 500만원을 아끼기 위해서 페놀을 정화하지 않고 버린 일이 여러 차례 있다는 게 조사결과 밝혀졌을 정도로 낙동강 페놀오염유출사건은 사건당시 기업들의 안일한 환경정책과 비윤리적인 기업경영을 말해주는 사건이었다.(한국방송 1TV, 2007년 3월 14일 방영내용) 녹색연합에서는 1999년 "50년대 이후 발생한 대한민국 환경 10대 사건" 중 낙동강 페놀 오염 사건을 1위로 선정하였다.

역삼투압 정수기가
사람잡는다

도의 어린 아이였다. 연신 희뿌연 우유를 토해내는데 정말 '저러다 죽지 않을까'라는 생각이 들 정도였다. 그런데 그런 아기를 업고 병원으로 향하는 그 아줌마의 배에는 또 다른 아이를 임신하고 있었다.

"아니! 저 아이가 저 정도면 뱃속의 태아는……."

아찔했다. 필자의 아이도 5살인데 이런 현실이 됐다면 '저렇게 고통 받을 것이 아닌가!'하고 생각하니 찌릿한 전율이 등을 타고 흘렀다. 지금이야 20여 년 전의 일이다 보니 '그런 일도 있었느냐'는 사람들도 있겠지만, 당시 임산부들의 상황은 심각성을 넘어 사회적 문제로까지 진전됐다. 하지만 그것도 잠깐, 낙동강 페놀 오염 사건은 또 다른 뉴스에 묻히고 묻혀 세월이 흐르더니, 우리들 기억 속에서도 사라져 버렸다.

필자는 이때부터 물에 대해서만은 먼저 의심부터 하고보는 이상한 버릇이 생겼다. 어린 시절 냇가에서 형들이 뿌린 약을 먹고 죽어가던 물고기만 보이던 나의 눈에 페놀사건 이후부터 그 초점이 물에 머물기 시작한 것이다. 때문에 남의 집을 방문하면 설치된 정수기를 유심히 관찰하고, 이상한 물이 나왔다고 하면 현장을 가보고, 판매되는 물을 사서 성분을 들여다보곤 했다. 그래서 필자는 그 사건 이후로 국민의 건강을 위협하는 많은 불량식품에 대해서도 가차 없이 기사를 써 왔고 비리를 파헤쳤지만, 특히 '물로 장난치는 행위'는 절대로 용서하지 않았다.

생수업자들이 지하 암반수를 아끼기 위해 냇물을 퍼다 팔고 있다는 정보를 입수하고는 강원도 산골까지 찾아가 현장을 잡기도 했으며, 만병통치약 같은 물을 만들었다는 업자들을 찾아내 철저하게 그들을 응징했다.

특히 모 맥주회사가 물을 내세워 잇속을 챙기는 것을 보다 못해 휴가까지 반납한 채 잠입취재를 통해 문제점을 찾아냈고 급기야 그들로부터 항복을 받아낸 것, 정수기 문제를 파헤치기 위해 멀쩡한 정수기를 여러 대 부순 것도 모두 페놀사건의 영향 때문이라고 본다.

20년이 넘어도 식지 않는 필자의 이런 버릇은, '정수기와 물로 국민을 우롱하고 술수를 이용해 부를 축적하는 것은 국민의 목숨을 담보로 돈을 버는 위험한 장난'이라는 생각 때문이다. 그 생각은 그들이 사라지지 않는 한 조금도 변함이 없다.

만약이긴 하지만 당시의 사건이 페놀이 아닌 다른 독성물질이었다면 어떻게 되었겠는가? 생각하기도 싫은 끔찍한 결과가 나타났을 것이다. 그래서 필자가 지금도 남보다 더 큰 관심으로 지켜보고 있는 것이 정수기다. 하지만 어이없게도 정수기에 대해 수없이 문제점을 지적했지만, 정부의 반응은 그때뿐이다. 일부 언론은 거액의 광고로 입에 재갈이 물려 소극적인 태도만 보이고, 국민의 건강을 책임진 식약청(식품의약품안전청)이나 보건복지부도 업자들에게 이리저리 휘둘리고만 있는 실정이다.

아니 오히려 더욱 지능화된 술수가 난무하고, 만병통치로 오인되는 허위 과대광고가 조직적으로 행해져도 당국은 솜방망이 처벌로 끝내버렸다.

그럼에도 불구하고 필자는 정수기업체들의 과대광고나 허위 판매기법 등 행위의 정도가 심할 때는 여지없이 메스를 들이댔다. 그러다 보니 정수기 업자들 중에서는 필자를 미워하는 사람들이 많다. 사실 물장난을 하기는 요즘 들어 우리가 전자 제품처럼 사용하고 있는 정수기나 이온수기(의료물질생성기)도 별반 다를

  역삼투압 정수기가
사람잡는다

바 없다.

상당수의 이온수기들은 식약청 허가가 마치 정수기의 품질을 보증하는 것처럼 정수기로 팔고 있어 국민들은 강알칼리수 음용에 무방비로 노출돼 있다. 즉 이온수기 업자들은 식약청 허가를 정부가 좋은 제품이라고 인정해주는 행위로 소비자를 현혹하고 있는 것이다.

다행인 것은 필자의 끈질긴 지적 때문인지는 몰라도 식약청이 이온수기에 적용했던 강알칼리수의 pH를 당초 8.5~10.0까지에서 9.2~9.8(pH9.5±0.3)로 변경 조치한바 있다. 그렇다고 해서 그들의 문제가 완전히 사라진 것은 아니다. 문제가 있기는 마찬가지다.

정수기 쪽을 돌아보면 많은 학자들이 산성수는 몸에 나쁘다는 것을 심심찮게 지적하고 있음에도 여전히 우리나라 정수기 시장은 산성수를 공급하는 역삼투압 방식이 대세를 이루고 있다는 것이다.

이렇게 어처구니 없는 기기들로 국민 건강이 저당 잡히고 있는데도 정부는 앵무새처럼 국민 건강을 내세우고 있으니 이 또한 얼마나 한심한 일인가. 때문에 광우병, 수입쇠고기, 한미FTA 촛불시위보다 이렇게 무방비로 노출된 국민 건강 조사를 촉구하는 촛불시위의 마음으로 필자는 이 책을 쓰기 시작했다.

정부가 산성수와 강알칼리수에 노출된 국민의 건강을 단 한번이라도 생각했다면 실태조사에 이은 역학조사까시 당장 실행해야한다고 보기 때문이다. 그 결과가 어떻게 나타나든 이런 궁금증이 꼭 풀렸으면 한다.

물론 이 책을 본 많은 관련 업자들은 강한 항변을 하고, 모두가 거짓이라고 할지도 모른다. 그러나 필자의 이런 마음은 조금도 변함이 없다. 기계와 물은 사람이 장난을 치지 않는 한 정직하기 때문이다.

이 책 내용 중에는 그동안 필자가 신문지상을 통해 수시로 보도했던 내용과, 많은 전문가들의 고견이 첨언돼 있다. 특히 그동안 필자가 문제점으로 지적했던 역삼투압 방식 정수기의 해악과 위험성을 지난 2012년 4월27일 울산MBC가 '워터시크릿-미네랄의 역설'이라는 제목의 방송을 통해 과학적으로 입증함으로써 이제 이 문제는 정부가 해결해야할 과제가 됐다.

〈위험한 물장난〉의 발행(2008년 10월25일)에 이어 이번에 〈위험한 물장난〉을 더욱 보강한 〈역삼투압 정수기가 사람잡는다〉가 발행되기까지 많은 관심과 고언을 아끼지 않은 전문가 및 독자제위 분들께 이 지면을 빌어 감사를 드린다.

무엇보다 이 책이, 물장난인줄 몰라서, 속아서, 관심이 없어서 피해를 보고 있는 많은 국민들이 다시 한 번 진실을 일깨우고 스스로 건강을 찾는데 조금이라도 보탬이 됐으면 하는 바람이다.

2012년 7월 손상대

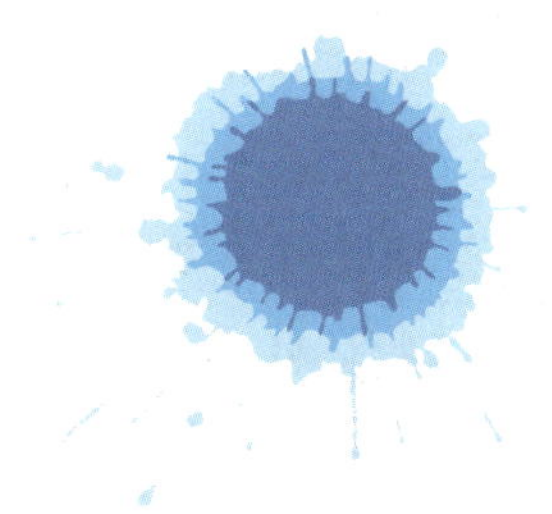

추천의 글

물의 소중함이야 두말하면 잔소리 아니겠는가. 너무 가까이 있고 매일 같이 접하다 보니 나부터도 항상 풍족하다는 느낌으로 지내왔다고 본다.

그런데 손상대 기자가 말하는 물의 중요성을 가만히 들어보면 깜짝 깜짝 놀란다. 그것은 실제 우리가 음용하고 있는 물의 문제뿐만 아니라, 소중한 물을 가지고 국민들의 건강은 아랑곳하지 않고 자기만의 이익을 위하여 온갖 허위, 과장 광고로 속이는 사람이 있다는 사실이다. 특히 정수기 문제는 우리가 모르고 속은 것이라고 생각하면 조금은 화가 치밀 정도다. 법을 다루는 직업을 갖고 있는 내 입장에서 보면 이런 업자들의 경우는 분명히 범법자처럼 보이기 때문이다.

다행인 것은 오랜 기간 동안 이런 문제와 관련해 손 기자가 많은 보도를 했고, 또 정보를 나누었기에 나름대로는 어느 정도 피해에서 비켜설 수 있었다고 본다. 그러나 정보를 접할 수 없는 많은 사람들은 고스란히 피해를 보았을 것으로 생각하니 이 책이 많은 보탬이 되리라 생각한다.

내가 십 수년째 알고 지내는 손 기자의 근성은 조금은 남 다른 데가 있다. 절대 야합을 하지 않는다는 것이다. 때문에 지금까지 줄곧 그들의 잘못을 제대로 지적할 수 있었고, 악덕업자들에게는 독할 정도로 매질을 가할 수 있었던 것이 아닌가 여겨진다.

법이 만인 앞에 평등해야 하듯이, 물 또한 만인 앞에 정직해야 한다는 것은 아무리 강조해도 지나침이 없을 것이다.

한마디로 이 책은 악덕 업자들에게는 반성을, 국민들에게는 물 사랑과 피해로부터의 예방 지식을 한몫에 전해주고 있다고 본다.

아무쪼록 이 책이 국민 건강에 많은 도움을 주기를 바란다.

2012년 7월 변호사 이재만

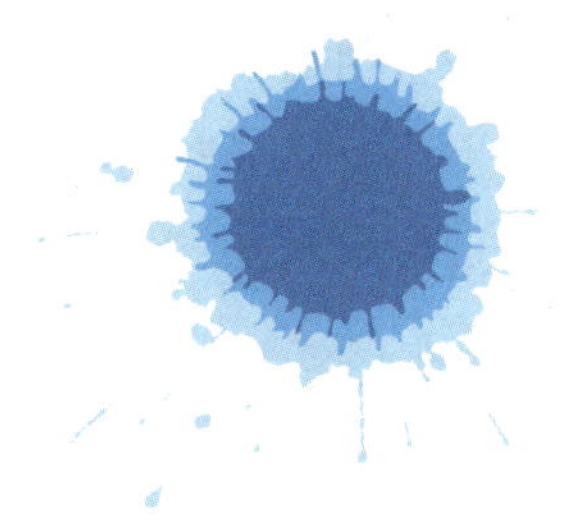

추천의 글

이 책을 접하면서 두 번 놀랐다.

목숨을 유지하기 위해 다른 어떤 것보다 소중한 먹는 물에 대해 나 자신이 너무 모르고 있었다는 사실에 새삼 놀랐고, 건강을 담보로 이렇듯 소중한 물을 지나치게 돈 벌이 수단으로 여기는 얄팍한 상술로 갖가지 물장난이 난무하는 물 전쟁의 치열함에 또 한 번 더 놀랐다

우리 몸을 이루고 있는 대부분이 물이고 인체의 신진대사가 물을 통해 이루어진다는 것과 먹는 물이 건강을 크게 좌우한다는 상식적인 내용은 대부분의 사람들과 마찬가지로 잘 알고 있다.

그러나 정작 몸에 좋은 건강한 물이 어떤 물인지에 대해서는 어림짐작으로 알고 있는 외에 더 구체적으로, 또 깊이 생각해 볼 틈도 없이 마구잡이로 매일 물을 마시고 있다는 사실을 이 책을 읽으면서 새삼 알게 됐다.

이 책을 접한 뒤로 내 목숨을 좌지우지할지도 모를 먹는 물에 대해 놀랄 정도로 무관심하고 무지했다는 것도 알게 됐다.

별 생각 없이 일상적으로 마시는 물로 인해 혹시라도 내 건강이 크게 나빠진다면 과연 누가 그 책임을 질 것인가를 생각해 보면 오싹하기까지 하다. 갖가지 물 오염 사건으로 수돗물에 대한 불신이 커지고 대부분의 사람들이 정수기나 생수를 이용하고 있다.

정수기는 말 그대로 국민들이 매일 같이 음용하는 물을 정수하는 기계장치다. 그런데 이런 기계 장치의 원리를 제대로 모르는 국민들은 갖가지 광고나 편법에 눈속임을 당하고, 구입한 기계에서 얻은 물이 최고로 좋은 물인 양 마시는 경우를 보면 안쓰러울 따름이다. 판매과정에서 전기분해에 의한 침전물 검사나 총용존 고형물질(TDS)검사, 또는 시약에 의한 pH검사 결과를 마치 좋은 물과 나쁜 물의 판단 기준인양 눈속임하는 얄팍한 상술에는 화가 나기도 한다.

과학적인 원리를 잘 모르는 국민들이 무슨 죄가 있을까 싶기도 하지만, 모르는 것이 약이 될 수 없다는 데 문제의 심각성이 있다. 마시는 물에 관한한 아는 것이 힘이라는 생각이다.

이 책의 저자는 의학 분야 전문 기자로서 취재하는 과정에서 알게 된 내용을 중심으로, 먹는 물에 대한 실상을 낱낱이 밝히고 있다.

좋은 물과 나쁜 물의 기준에 대한 식견, 홍보를 위해 눈속임하는 편법으로 등장하는 판매 전략, 정수기 제조판매 업체들의 불편한 진실, 이온수기가 정수기로 둔갑하여 판매되는 현실적 배경, 물 오염 사건 사고로 인해 수돗물이 국민들로부터 배척받게 되는 배경 등등 '먹는 물'에 관한 새로운 지침서로 손색이 없다.

　국민의 건강을 담보로 물장난을 치는 실상을 파헤친 손상대 기자의 끈질긴 근성에 박수를 보내며, 먹는 물에 관해 쉽고 재미있게 풀어 쓴 이 책을 많은 국민들이 읽어 보고 좋은 물을 마시는 건강한 삶을 살아갈 수 있기를 소망해 본다.

2012년 7월 공학박사 이상지

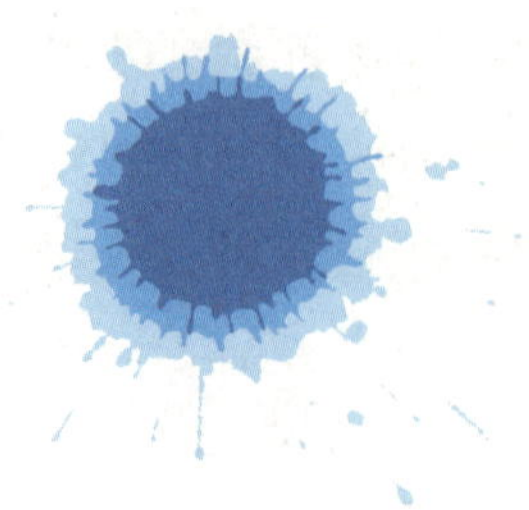

추천의 글

국민의 건강을 위하는 일은 다양하게 많을 것이다. 반대로 국민의 건강에 해악을 끼치는 일도 수없이 많다고 본다. 국민의 건강을 위하는 일이야 당연히 박수를 받아야 하겠지만 해악을 끼치는 일은 반드시 그에 상응하는 벌을 받아야 한다고 본다,

그런 의미에서 손상대 기자는 남다른 DNA를 가지고 있는 것 같다. 손 기자는 지난 10여 년간 보건신문에서 취재부장과 편집국장을 지내면서 국민 건강에 해악을 끼치는 일에는 철저하게 응징을 가하는 끈질긴 기자였다.

국민 건강과 관련해서는 의료, 한방, 제약, 식품, 대체의학, 민간의학은 물론 정부나 종교기관까지 채찍과 당근을 가했음은 보건신문 자료실에 남아 있는 지난날 그의 기사가 잘 입증하고 있다. 나 역시 건강과 관련된 사업을 하는 입장에서 똑 같은 심정이다.

 역삼투압 정수기가
사람잡는다

최근 벌어지고 있는 한의약계의 '공진단'사건만 보더라도 손 기자는 자신의 인터넷 신문을 통해 여지없이 매질을 가하고 있다.

정수기나 이온수기의 문제점을 파헤친 그의 근성이나, 불량 한 약재 및 부작용을 보고 참지 못하는 그의 성격이 우리 국민들에게 끼친 영향은 매우 크다고 본다.

이번에 발간되는 이 책도 그런 연장선상에서 나온 것이리라 생각한다. 우리가 알지 못했던 내용도 많거니와 사실을 그대로 드러낸 내용들은 국민들에게는 더 없이 좋은 정보가 되리라 확신한다.

손 기자의 말처럼 물은 당연히 정직해야만 한다. 한 가지 첨언컨대 국민의 건강을 볼모로 장난을 치면 반드시 그 죗값이 부메랑처럼 자신에게 되돌아간다는 사실을 우리는 이 책을 통해 다시 한번 생각하는 기회가 됐으면 하는 바람이다.

2012년 7월

유태우 박사(보건신문 회장, 고려수지침학회 회장)

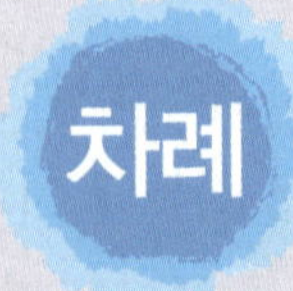

차례

제1장 · 산성수, 위암 발생의 적신호인가?

제2장 · 국민을 죽이는 역삼투압 정수기
- 국민은 속았습니다 ①

제3장 · 물장사들의 추악한 싸움
- 국민은 속았습니다 ②

제4장 · 국민들도 알아야 한다

산성수,
위암 발생의
적신호인가?

제1장

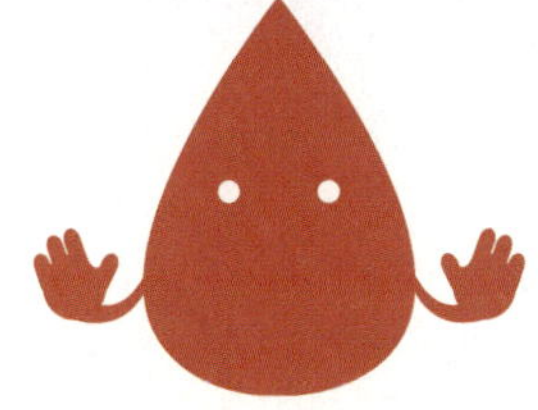

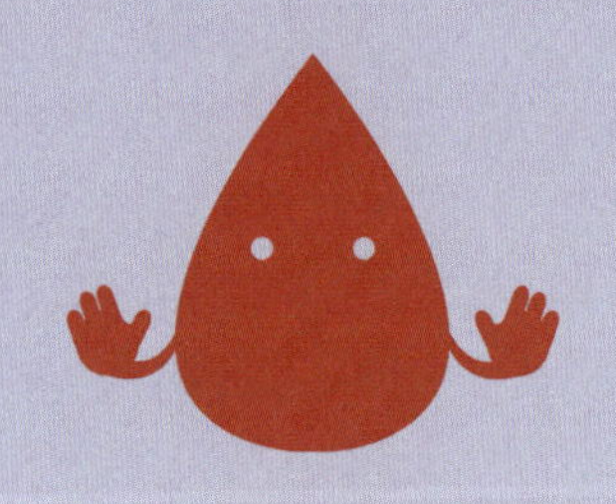

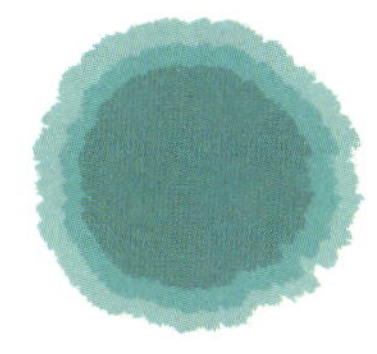

물과 인간

"물이 뭐냐"고 물으면 정답을 말해주기 전에 "물이 없으면 어떻게 되는가."를 되물으면 해답이 나온다.

일단 물이 없으면 지구의 모든 생명체는 종말을 고한다. 물을 필요로 했던 식물이 말라죽고 날짐승 들짐승이 죽기 시작하고 급기야는 인간도 죽어간다. 모든 생물체의 순환이 멈춰 버린다. 지구는 끝내 생명체가 존재하지 않는 '죽음의 별'이 되어 버린다.

지구에서 가장 흔한 것처럼 보이는 물은 모든 생명체의 시작이자 모든 것이다.

이러한 물은 녹는점과, 끓는점을 가지고 있어 물, 얼음, 수증기로 다채로운 변화를 거듭한다. 특히 물에는 어떤 것도 녹지 않는 것이 없을 정도로 용해도가 뛰어나다. 다만 물질에 따라 잘 녹는 것과 잘 녹지 않는 것만 있을 뿐이다. 따라서 물은 지구의 오염도를 그대로 보여주는 바로미터라 할 수 있다.

물은 산소와 수소의 화합물로 상온에서도 무색, 무취, 무미의 액체로 존재한다. 우리가 물을 구분하는 기준은 보통 건수와 지하수다. 건수는 우리가 일상생활에서 흔히 볼 수 있는 물을 말하며, 지하수는 지하에 존재하는 모든 물을 말한다.

이중 인간의 음용수로 사용되는 물이 지하수다. 지하수는 생활용수, 공업용수, 음료수, 식수, 건강용수 등 사용 용도에 따라 이름을 다르게 부르고 있다.

물은 지구 표면적의 70%를 차지하고 있으며, 인간의 육체 역시 70%가 물로 구성돼 있다. 때문에 지구나 인간은 물 없이는 단 하루도 숨을 쉴 수 없다.

인간은 피는 90%, 근육은 75%, 뼈는 20%, 피부는 70%의 물로 구성돼 있다. 물을 마시면 1분이면 혈액에 도착하고 30분이면 두뇌를 포함해 인체의 모든 곳에 도달한다. 때문에 물로 인해 질병이 발생하기도 하며, 물 때문에 질병이 나을 수도 있다. 이렇게 인간과는 친밀한 관계를 유지하고 있는 물을 무시하고 건강하게 살기를 원하는 것은 너무도 어리석은 생각이다.

사람뿐만 아니다. 우리가 거의 매일 섭취하는 식품 중 배추는 96%, 무 95%, 오이 97%, 당근 88%, 양파 93%, 감자 80%, 가지 94%, 사과 88%, 토마토 94%, 감 85%, 포도 82% 등 많은 식품들이 80% 이상의 물로 구성돼 있다. 결국 70%의 물로 구성된 사람이 80%이상의 물로 구성된 자연의 식품을 먹고 살아가고 있는 것이다.

과학자들은 생체의 모든 반응은 물속에서 일어난다고 말하고 있다. 즉 물이 없으면 인체의 구조와 기능을 담당하는 단백질이 제대로 형성되지 않을 뿐 아니라 제 기능을 하기에도 큰 문제가 생긴다고 말한다.

태초에는 이 지구상에 있는 대부분의 물을 그냥 마셔도 아무런 문제가 되지 않았다. 그러나 경제의 발달과 함께 오염물질이 넘쳐나 지금은 옛날처럼 자연수를 그대로 마실 수 있는 곳은 별로 없다. 하지만 어떤 이유가 됐건 인간은 좋은 물을 마셔야 한다. 인체의 70% 이상이 물이며, 세포의 약 90%가 물 없이는 제 기능을 하지 못한다고 볼 때 인간이 좋은 물을 찾는 것은 당연한 것이다.

"좋은 물만 매일 마셔도 건강해진다"는 모 업체의 카피가 말해주듯 물은 단순히 몸에 좋은 물이 있는가 하면 현대 의학이 풀지 못하는 질병을 치료하는 물들도 있다. 때문에 많은 사람들이 좋은 물을 찾아 전국의 산천을 헤매고 있으며, 과학자들 또한 가장 몸에 좋은 물을 생산해내는 기계 개발에 전력을 쏟고 있다.

가만히 살펴보면 전 세계 온천수와 유명 약수는 대부분 질병치유의 전설을 담고 있다. 짐승이 다쳤는데 그 물로 치료를 했다거나 고질병에 걸린 사람이 그물을 마시거나 씻는 것만으로 깨끗이 치유됐다는 등의 전설 말이다.

실제 외국의 경우 프랑스의 '루르드 샘물'과 독일 노르데나우 지방의 물이 질병을 치유하는 신비의 물로 알려져 있다.

연간 600만 명이 찾아오는 프랑스 남서부 루르드 마을의 물은 병과 상처가 낫는 기적이 일어나 1862년 정식으로 공인됐고 150여 년이 지난 지금도 루르드는 가톨릭 최대의 성지가 돼 있다.

국내도 오색 달기약수, 오선약수, 두내약수, 다덕약수, 닝친약수, 대정약수 등 유명 약수터가 각 마을마다 몇 곳은 있을 정도며, 수많은 사람들이 이런 곳을 찾고 있다.

단순히 물이 좋아 찾는 사람도 있지만, 상당수의 사람은 질병을 치유할 목적으로 이런 물들을 음용하고 있다.

특히 이런 사람들 중에는 현대의학으로부터 치료불가를 판정받고 산속으로 들어가 지푸라기라도 잡는 심정으로 요양을 하고 있는 사람들도 상당수 있다. 실제 이런 물로 고질병을 치료한 사례 또한 약수터 주변에서 많이 접할 수 있다. 그러나 이런 약수터조차도 환경오염 등으로 직접 음용하기에는 부적합한 곳이 매년 늘어나고 있다.

관련 지자체들이 수시로 이런 약수터 등에 대해 수질검사를 실시해 음용여부를 고지하고 있지만 많은 사람들은 이런 결과도 개의치 않는 듯 아무렇지도 않게 음용하고 있는 것도 사실이다.

몸에 좋은 물은 살아 움직인다는 주장도 있다. 지난 1990년대 육각수 열풍을 일으켰던 고 전무식 교수는 육각형 고리 구조를 이루는 물을 즐겨 마시면 인체의 치유력이 높아진다고 주장했다.

당시에는 찬반양론이 팽팽했지만 2004년 전 교수의 타계로 이 문제는 소강상태로 접어들었다가 20여년이 지난 지금 베스트셀러 '물은 알고 있다'의 저자 에모토 마사루 박사가 "물은 어떤 단어를 보고 듣느냐에 따라 물의 결정 모양이 바뀐다"는 주장을 내놓아 또 다시 주목을 받고 있다. 그는 14년간 다양한 물의 결정을 증명하기 위해 이를 사진에 담았다면서 물에 '바보'라는 글자를 보여줬을 때 결정을 이루지 못했으나 '고마워'라는 글자를 보여주자 결정이 나타났다고 주장했다.

이와 비슷한 주장도 있다. 국내 최초 여성 웃음치료사인 한국웃음개발원 손순녀 원장은 우리 인체가 70% 이상 물로 구성된 만큼 아픈 부위를 사랑으로 어루만지고 고마움을 표현하면 치유가 빨라진다는 사실을 실제 환자치료에서 체험하고 있다고 말한다.

손 원장은 암환자나 불치병에 시달리는 사람들을 대상으로 웃음치료를 계속하다보면 이런 기적 같은 현상을 수시로 볼 수 있다고 설명했다. 그는 최근 들어 많은 병원들이 앞 다퉈 환자치료에 웃음치료를 접목하는 것도 이런 이유가 있기 때문이 아닌가 생각한다고 했다.

이들 두 사람의 주장을 유추해볼 때 좋은 물을 마시고 좋은 기분으로 생활한다면 질병예방은 물론 치료도 가능하다는 결론에 이른다. 그러나 이런 물을 찾기란 쉽지 않다. 많은 업체들이 지하 암반수, 해양심층수, 게르마늄수 등을 앞세워 국민 속을 파고들고 있지만 이 역시 환경오염의 범주에서 벗어나지 못했다며 고개를 돌리고 있다.

바로 그런 대안에서 나타난 것이 정수기다. 믿지 못하는 수돗물을 또 한 번의 정수를 통해 깨끗한 물로 공급한다는 논리를 담은 기계가 정수기다.

과연 그럴까. 안타깝게도 정수기에서 흘러나오는 물도 천차만별이다. 각 업체들이 주장하고 있는 차별화와 장점의 이면에는 많은 문제들이 있는 것도 부인할 수 없다. 이런 물이 조금만 잘못하면 순식간에 해악을 끼치는 위험한 물로 돌변한다.

어떤 물이 좋은 물이며 어떤 정수기가 좋은 정수기인지, 어느 정수기가 문제이며 생수는 얼마나 믿을 수 있는지, 또는 정부가 보증하는 서울시의 수돗물 '아리수'는 어떤 물인지 살펴보자.

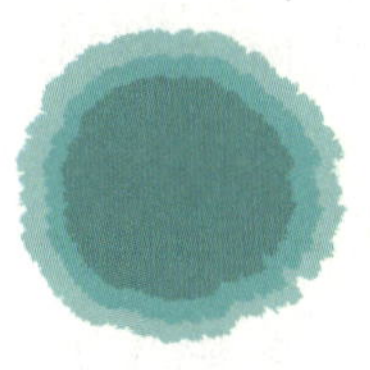

한국인의 위암 발생률 전 세계 1위 '왜?'

세계보건기구(WHO)가 발표한 이 통계의 진실은 무엇일까? 위암은 한국 남성 암환자 4명 중 1명, 여성 암환자 7명 중 1명으로 '국민암'[3]으로 불리고 있다. 전체 암 발생률 가운데 1위이면서 전 세계적으로 1위![4] 그런가 하면 서양인에게서 많아서 서구암이라 불리던 대장암도 이제는 간암이나 폐암을 물리치고 당당히 순위 2위의 급증세를 보이고 있다. 통계자료만 보아도 문제가 심각한 한국인의 암.[5]

---

3) 보건복지부 발표에 의하면 1983년부터 시작된 국가 암 등록 통계에서 위암이 줄곧 발생률 1위를 기록함. 2008년도에는 암 발생자 17만8816명 가운데 위암 발생자 2만8078명(전체의 15.7%)으로 역시 1위 차지.

4) '2008년 세계보건기구(WHO) 발표 통계'에서 한국인들의 위암 발생률은 182개국 중 1위를 차지함.

5) 건강보험심사평가원의 '2011년 3분기 건강보험 심사실적'에서는 암환자는 27만570명으로 전년 동기 3.9%가 증가했는데, 암 다빈도 순위에서 위암, 갑상선

일부 언론이나 의학 관계자들은 이 통계의 원인으로 한국인의 식성을 원인으로 꼽기도 한다. 바로 맵고, 짠 음식을 즐겨한다고 말이다. 과연 그럴까? 단순히 그것만 원인일까?

물론 우리 식단이 맵고 짠 것은 분명하다. 그러나 세계 많은 과학자들이 가장 훌륭한 항암 음식으로 인정한, 위와 장에 유익한 발효 음식인 김치와 된장, 청국장 등이 잘 발달된 한국이 어떻게 위암 발생률 세계 1위일까에 관해 우리 모두는 조금쯤 의문을 던지지 않을 수 없다.

더욱 놀라운 건, 우리의 생각 밖으로 음식의 영양 상태나 위생 상태가 불결한 후진국보다도 한국인의 위암 발생률이 높다는 사실이다. 또한 유럽이나 열대지방 등 일부 나라에서는 우리보다 더 짜고 매운 음식을 즐기고 있다. 이런 사례들로 미루어 보아 짜고 매운 음식이나 불결한 음식이 암 발생의 절대적 원인이 될 수 있다고는 할 수 있다. 그렇다면 이렇게 유독 한국인에게서 소화기계통의 악성 암이 기승을 부리는 것은 무엇 때문이며, 언제부터일까?

필자의 생각에 이런 통계에는 분명 물을 공급하고 있는 일부 정수기들이 한 몫을 하고 있다고 생각한다.

사실 그동안 일부 단체에서 국민의 50%에 이르는 심혈관계 질환자, 600만 명을 넘어서는 당뇨환자라는 수치스런 기록이 정수기 등을 통한 산성수 음용이 원인이라는 주장이 있어왔다. 그리고 이 글을 쓰는 동안 보다 더 구체적인 실험 자료가 제시됐다.

울산MBC가 지난 4월 27일 방영한 '워터시크릿-미네랄의 역설'에서 다양한 실험과 검증을 통해 일부 정수기, 즉 역삼투압 방식

을 사용하는 정수기의 문제점을 고발한 것이다.(자세한 내용은 뒤에서 따로 다루었음)

사람의 인체는 산성수를 마시게 되면 일단 폐 활동과 간장활동, 신장활동에 부하가 걸려 산-염기평형을 유지하게 되는데, 이때 극심한 육체피로, 만성질환을 가진 사람의 혈액을 조사해보면 대체로 산성혈액 상태다. 이렇게 혈액이 산성화되면 혈액의 점성이 높아지게 되고 혈액을 통한 산소공급이 원활하지 못하게 된다. 결국 이러한 산소결핍이 심근에 오게 되면 심근경색, 뇌혈관에서 일어나면 바로 뇌경색이 초래하게 되는 것이다.

우리가 물에 대해 관심을 가져야 하는 이유는 또 있다. 일부 학자들이 주장하는 것처럼 우리 신체가 아무리 산-염기평형을 유지하는 탁월한 능력을 갖추고 있더라도 외부로부터 유입되는 산성의 양이 많아지면 결국 질병에 걸리게 되기 때문이다.

사실 주변에는 산성식품들이 널려있다. 우리가 즐겨 음용하고 있는 콜라와 사이다는 pH2.5~3.0, 맥주는 pH2.5~3.0, 위스키는 pH2.0~3.0의 강산성을 띠고 있으며, 커피는 pH5.0~5.5, 수돗물은 pH6.8~7.6을 띠고 있다.

뿐만 아니라 현대인의 식품 대부분이 산성식품이요, 육류까지 산성인데 여기에 산성음료까지 즐겨 마시는 세상이 됐으니 인체의 산성화는 그 어느 때보다도 빠르게 진행되고 있다.

더 큰 문제는 인간인 이상 물을 매일같이 마셔야 한다는 점이다. 마시는 물만이 전부가 아니다. 밥이나 국, 반찬 등등 모든 먹거리에 물의 사용은 빠지지 않는다. 때문에 한국인들의 암 발생률 인과관계에서 물 문제는 심각할 수밖에 없을 것이다.

 역삼투압 정수기가
사람잡는다

우리는 언제부터인가 수돗물을 불신하고 물을 사 먹거나 정수기를 통해 정수된 물을 마시고 있다. 그런데 이 정수기에 심각한 문제가 있다. 현재 정수기를 사용하는 국민의 80%는 역삼투압 방식의 정수기다. 그런데 이 역삼투압 방식의 경우 초기부터(pH5.0~5.5) 지금까지(pH5.5~6.8, 최근 들어 방식을 조금씩 변경시켜 pH가 다소 높아진 제품들이 보임) 산성수를 주 음용수로 공급하고 있다.

물론 암 유발 요인에는 환경적인 요인과 유전적인 요인이 모두 작용하기 때문에 확정적인 답이 있다고 말하기는 어렵다. 그러나 대한민국에서 암이 수십 년째 맹위를 떨치고 있는데 그 원인이 상당부분 산성수에 있다고 본다면 무리한 생각일까?

일부 연구에서는 암에 걸린 사람들의 피의 pH를 체크했을 때 하나같이 pH의 수치가 산성이었다고 한다. 암에 걸렸기 때문에 피가 산성이었을까? 피가 산성이어서 암이 발병했을까?

암을 예방한다는 것은 그 원인이 확실히 밝혀지지 않은 현재로서는 불가능한 것이 사실이다. 그러나 한 가지 우리가 간과하고 있던 마시는 물 부분만 개선한다면 그 발병률은 충분히 떨어뜨릴 수 있다는 것이 필자의 생각이다.

짠 음식이 위암 발병률을 높인다는 연구 결과도 있지만, 그것보다 더 급한 것이 국민들이 매일같이 음용하는 산성수다. 혈액을 탁하게 할 수 있는 산성수는 절대 마셔서는 안 된다. 암 발병률을 줄이기 위해서는 산성수의 섭취를 반드시 줄여야 한다. 약알칼리성인 혈액이 산성으로 바뀌면 더 이상 혈액으로서의 기능을 하시 못하게 되기 때문이다.

또 산성의 물을 마시게 되면 체내 pH를 유지하기 위해 우리 몸의 여러 기관은 무리하게 필요 이상의 일을 해야만 한다. 그런 무리가 탈이 되어 몸은 피폐하게 되고 면역력을 잃으며, 성인병에 걸리기 쉽다.

산성식품을 먹으면 혈액은 산성이 된다는 것은 누구나 아는 상식이다.(혈액이나 체액은 pH7.4 전후의 약알칼리성이므로 우회적으로 산성식품이 좋지 않다는 것을 증명하고 있다.)

그럼에도 역삼투압 방식의 정수기에서 나오는 산성수를 국민들이 20여 년째 마시고 있다. 때문에 산성수를 생산하는 역삼투압 방식의 정수기는 반드시 시장에서 철수해야 된다는 것이 필자의 생각이자 주장이다.

대한민국에서 산성을 띄는 물을 생산 보급하는 정수기가 사라지지 않는 한, 암 발생률 1위라는 오명의 타이틀은 결코 뗄 수 없을 것이다.

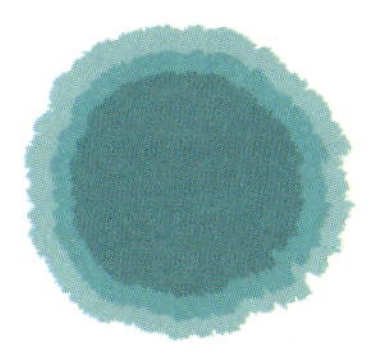

산성수가
위암 발병률을 높인다?

다시 얘기하지만 80년대부터 급격히 늘어나기 시작한 위암 등이 30여 년 째 상승곡선을 그리는 것에는 분명히 정수기가 한 몫을 하고 있다는 것이 필자의 생각이다. 국내에 정수기가 보급된 것과 급격히 늘어난 위암 발병률의 역사가 아이러니하게도 비슷하기 때문이다.

한국인 위암환자들의 평균 연령은 51세며 대부분이 40~60대이나 20대의 젊은 사람들에게서 발견된 경우도 3%가량 된다. 남자가 여자보다 2배 정도 흔하게 발생한다는 사실도 통계에 나와 있다. 분명히 유전보다는 한국인들만이 습관적으로 먹고 있는 뭔가에 문제가 있는 것이다.

1980년대부터 급격하게 보급되기 시작한 정수기, 그 중에서도 시장 점유율 80%의 정수기가 바로 문제가 되고 있는 역삼투압 방식의 정수기다. 그 역삼투압 방식의 정수기가 산성수를 쏟아내어 국민의 산성체질을 부추기고 있는 것은 아닌지 정부의 역학조사가 필요하다는 생각이다.

산성식품과 산성비의 위험성은 구체적으로 말하지 않아도 누구나 잘 알 것이다. 순수한 빗물은 황산화물이나 질소산화물 등 산성화 물질이 녹아들지 않더라도 pH5.5 정도의 약산성을 띠는데, 이보다 산성도가 높은(pH가 낮은) 빗물을 우리는 통상 산성비라 부르고 있다. 이 같은 산성비는 토양이나 하천 등 자연계에 적잖은 악영향을 미친다. 또한 산성비에 장기적으로 노출되면 인체에도 나쁜 영향을 미치는 것으로 알려져 있다.

산성비의 피해를 보면 놀라울 정도다. 산성비는 나뭇잎에 직접 닿을 경우 잎을 말라죽게 하고, 토양을 오염시켜 낙엽을 분해하는 토양미생물을 파괴시킨다. 토양미생물은 식물에게 필요한 영양분을 공급하는데 오염된 토양에는 영양분이 사라져 결국 나무가 죽게 된다.

산성비는 사람이나 숲에도 영향을 주지만 물속에 사는 생물들에게도 영향을 준다. 실제 산성비로 인해 플랑크톤의 수가 감소되어 이를 먹고사는 물고기의 먹이사슬에 영향을 주어 수중 생태계에까지 그 파장이 미치고 있다.

스웨덴에서 4,000개가 넘는 호수에 물고기가 사라지고, 노르웨이에서는 송어의 수가 절반으로 준 것도 산성비의 피해 때문이라는 연구결과가 있다.

산성비의 피해는 건축물도 파괴한다. 부식성이 있어 직접 비에 닿는 곳을 훼손시키기도 한다. 세계의 귀중한 문화유산들이 훼손되고 있는 것도 산성비 때문이다. 환경전문가들은 산성비가 아테네의 파르테논 신전, 인도의 타지마할 등의 고대유적지 등 각종

 역삼투압 정수기가
사람잡는다

유적지를 부식시키고 있다고 경고하고 있다. 산성비는 환경오염의 직접적인 결과로서, 산성비로 인한 오존층 파괴, 온실효과 및 열대우림 파괴 등의 피해 때문에 국제적 차원의 환경문제로 대두된지 오래됐다.

현재 세계 각국은 산성비 피해에 대해 공동으로 대처하고 있다. 우리나라를 비롯해 전 세계가 산성비의 피해를 우려해 국가 간 머리를 맞대고 연구에 몰두하고 있는 것이다.

산성수 또한 다르지 않다. 이미 많은 전문가들이 산성식품이나 산성수 음용은 암 등 다양한 질병을 유발시킨다는 연구결과들을 내놓았다. 그런데 우리가 매일 같이 마시는 물이 산성수라면 이걸 어떻게 받아들이겠는가? 역삼투압 방식 정수기의 경우 초기 pH5~5.5의 산성수를 생산해왔음에도 이것이 어찌 음용수로 이용토록 허가를 받았는지 지금도 이해가 되지 않는다.

분명히 환경부 '먹는 물 수질기준'에는 pH5.8~8.5 (WHO 6.5~8.5)를 기준으로 하고 있다. 즉 이 기준 이하의 물은 '먹는 물 수질기준'에 부적합한 물이 되는 것이다. 때문에 정부는 산과 들에 산재해 있는 우물이나 샘물 등은 수질조사를 통해 이 기준을 갖추지 못하면 폐쇄 조치를 해 온 것으로 알고 있다.

필자의 생각으로는 이 기준도 불만이다. '먹는 물 수질기준' 중에 pH7.0 이하 pH5.8~7.0의 물도 약하지만 산성수이기 때문이다. 그래서 많은 보도를 통해 pH의 기준을 높이자고 비판해 왔는데 황당한 일이 벌어졌다.

무슨 이유에선지 환경부는 2011년 12월 30일, '먹는 물의 수질기준으로서, pH는 5.8~8.5로 정하되 샘물, 먹는 샘물 및 먹는 물 공동시설의 물의 경우에는 pH4.5 이상 pH9.5 이하이어야 한다'

고 개정한 것이다. 슬그머니 pH를 산성수 쪽으로는 더욱 낮추고 강알칼리수는 높여서 개정한 것이다. 무지해서 그런 것인지, 누구의 압력 때문인지, 도대체 생각이 있는 것인지 묻고 싶다.

필자는 산성수를 만드는 역삼투압 정수기를 팔아 돈을 벌은 어느 특정 업체의 문제를 이야기 하고자 하는 것은 아니다. 오로지 국민의 건강만을 생각해 문제 제기를 할 뿐이다.

산성수의 심각한 문제를 간과한 채 엉뚱한 일을 벌이는 환경부가 도무지 이해가 되지 않는다. 지금도 늦지 않았다. 정부주도로 산성수가 국민 건강에 미치는 영향을 꼭 한번 조사해야 한다. 그리고 '먹는 물 수질기준'에 맞지 않는 산성수를 생산해온 정수기들이 시판될 수 있었던 이유도 밝혀야 한다.

물론 일부에서는 산-알칼리 평형 조절기구 이론을 앞세워 우리 신체가 밸런스를 잡아주기 때문에 아무런 해가 되지 않는다고 주장하고 있다. 그러나 이는 세포내액, 세포외액, 폐, 신장의 완충활동계 등 4가지 완충활동계가 정상적으로 가동할 때만 가능하다는 것을 알면 이런 주장의 부당성을 금방 알 수 있다.

일본의 병리학자 가타세 아와시 박사의 '산-알칼리 평행설'에 대한 논문을 살펴보자. 가타세 박사는 오사카대학교 병리학 교수로 30여 년 동안 연구를 통해 '산-알칼리 평행설'을 내놓아 세계로부터 인정을 받은 유명한 인물이다.

가타세 박사는 체질을 알칼로시스와 아시도시스로 분류하고 있다. 그리고는 약알칼리성인 알칼로시스일 때는 병에 잘 걸리지 않고 장수한다고 말했다. 반면 산성인 아시도시스일 때는 건강을 지키기 어렵다는 주장을 하고 있다.

이러한 주장엔 세 가지 이유가 있다고 말한다.

첫째, 약알칼리성 혈액은 담백하고 깨끗해 혈액순환이 잘되는 반면, 산성 혈액은 끈적끈적한 혈액으로 순환이 느리고 좋지 못하다.

둘째, 약알칼리성 혈액에서는 알칼리성 칼슘 이온이 혈관에 부착된 콜레스테롤을 세척해 혈관을 넓히고, 또 모세혈관에 몰려 있는 콜레스테롤과 노폐물까지 밀어내 혈액 순환이 좋아지게 된다. 그러나 산성 혈액에서는 혈관에 콜레스테롤이 쌓여 혈관이 좁아지고 모세혈관까지 콜레스테롤과 노폐물이 뭉치게 돼 혈액 순환이 나빠짐으로써 고혈압, 뇌졸중, 심장 질환, 신장 질환 등이 생긴다.

셋째, 알칼리성 혈액 속에서는 화농균, 결핵균, 암세포, 전염병균 등 각종 병원균이 번식하지 못한다. 반면 산성 혈액은 세균 번식에 알맞은 조건이라서 병원균이 기하급수적으로 번식하고, 이에 따라 각종 질병이 유발된다.

그러면서 가타세 박사의 논문에는 '산-알칼리 평형 조절 기구'에 대하여 이렇게 설명했다.

혈액의 농도를 적절하게 조절하기 위해서는 세포내액의 완충 활동계 , 세포외액의 완충활동계, 폐의 완충활동계, 신장의 완충 활동계 등 4가지의 산-알칼리 평형 조절 기구가 있는데, 이러한 네 가지의 각 조절계 동작은 한 번에 동시에 일어나는 것이 아니라 시간적 차이를 두고 움직인다. 따라서 스트레스가 많거나, 질

환이 있거나, 고령자는 이러한 완충활동계가 정상적으로 작동하
지 않는다.

즉 산성수를 마셨을 때 인체에 문제가 없다고 말할 수 있는 조
건은 이 네 가지 완충활동계가 정상적으로 작동할 수 있다는 전제
가 있을 때만이 가능하다는 것이다.

폐에 의한 호흡조절에는 10~20분, 세포외액 조절에는 즉시 내
지 수시간, 세포내액 조절에는 2~4시간, 신장에 의한 대사성 조
절에는 수 시간 내지 수일을 필요로 한다.

결론은 특별한 질병이 없는 고령자들에게 자주 나타나는 호흡
기능 저하, 세포기능 부진, 신장기능이 정상적이지 못한 원인은,
산성수나 산성화 음식을 장기적이고 지속적으로 섭취한 결과 산-
알칼리평형조절활동의 저하로 일어나는 것이라 할 수 있다.

결론적으로 그의 논문이 말하는 것은 인간의 혈액은 알칼리성
을 유지해야지 산성으로 변하면 각종 질병이 유발된다는 것이다.

이런데도 역삼투압 정수기의 산성수를 마시고 있는 우리나라
에서 위암 발병률이 낮아지기를 바란다는 것은 오히려 이상한 것
아닌가.

 역삼투압 정수기가
사람잡는다

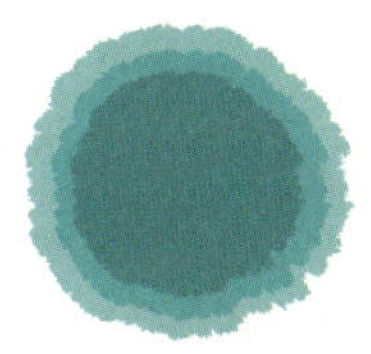

오염된 물의 공포

1950년대 말 일본의 광산촌 주변 주민들이 허리의 심한 통증을 호소하는 일이 벌어졌다. 이들은 등줄기와 사지 근육통, 관절통, 골연화증, 골다공증, 다발성 척추골절 등으로 고생하다 병이 더 악화돼 걸어 다니기 조차 힘들어지기 시작했다.

작은 풍격에도 뼈가 부러지더니 결국에는 사람들이 '이타이 이타이'(우리말로는 아파요! 아파요!)하고 신음하다 사망에 이르렀다.

1953년 일본 구마모토현 미나마타시에서 미나마타만 연안의 어패류를 먹은 사람들이 갑자기 이상증세에 시달리기 시작했다.

많은 사람들이 시야협착, 난청, 언어 장애, 지각장애로 고통을 호소했으며, 일부에서는 정신 착란, 경련 등이 일어나 마침내 개처럼 짖으면서 발광하다가 비참하게 죽어가는 사람들까지 나타났다.

고통을 견디지 못한 상당수의 사람들은 결국 목숨을 잃었다.

이 두 가지 재앙은 '이타이이타이병'과 '미나마타병'이라는 이름을 남기고 인간들의 기억 속에 환경재앙의 무서움을 그대로 각인시켰다.

'이타이이타이병'은 마을을 타고 흐르는 강 상류 쪽에 위치한 금속광업소가 납과 아연을 제련하는 과정에서 카드뮴 등의 중금속이 포함된 폐수가 강을 타고 흘러들어가 물고기와 농작물을 오염시켰고 이를 먹은 주민들의 몸속에 서서히 중금속이 쌓이면서 발생한 병이다. 또 '미나마타병'은 공장의 폐수 중에 들어 있던 메틸수은이 어패류 내에 들어가서, 그것을 많이 먹은 사람에게서 발생한 병이다.

2011년 3월 11일 일본 북부 이와테현 미야코는 순식간에 '쓰나미'로 초토화가 됐다. 뒤이어 터진 원전폭발사고는 일본은 물론 전 세계를 공포의 도가니로 몰아넣었다. 방사능 피폭이 얼마나 무서운지 알고 있기 때문이다.

우리에게도 뼈아픈 상처가 있다. 앞서 얘기한 페놀 사건이다.

1991년 3월 경북 구미시 소재 두산전자에서 방류한 폐수에 들어 있는 페놀덩어리가 낙동강으로 흘러들어갔다.

낙동강 하류까지 오염시킨 페놀은 정수장으로 흘러들어가 정수장 소독약인 염산과 섞이면서 심한 악취를 동반한 채 고스란히 부산의 가정집으로 흘러들어갔다.

나라는 발칵 뒤집혔고 낙동강을 원수로 사용하고 있는 주민들의 원성은 하늘을 찌를 듯 했다.

당시 환경처는 이러한 두산전자에 기계 가동을 멈출 것을 명령했다. 그러나 수출을 못하면 나라 경제가 큰 피해를 보게 된다는

　역삼투압 정수기가
　　　사람잡는다

논리에 무릎을 꿇은 정부는 결국 20일 만에 두 손 들고 두산의 기계가동을 명령했다. 그런데 불과 며칠 뒤 또다시 두산전자에서 페놀이 새나왔다.

이른바 2차 페놀사건이었다. 그리고 잠시 소란스럽더니 이내 잠잠해졌다.

수많은 사람들이 당시 페놀이 섞인 물을 마셨다. 그 중에는 말 못하는 아이들도 상당수 있었으며, 출산을 앞두고 있는 임산부들도 많이 있었다.

당시는 모두가 야단법석을 떨었지만 그 페놀이 낙동강 물을 식수로 이용한 국민들의 건강에 어떤 영향을 미쳤는지 또 마신 사람들의 건강 상태는 지금 어떤 결과로 나타났는지 아무도 모른다.

다만 국민들의 마음속에 '수돗물 불신'이라는 큰 상처만 남기고 오래전 이야기로 남아 있을 뿐이다.

굳이 이 시점에서 일본과 한국에서 발생한 문제를 재론하는 것은 우리에게 큰 이익을 주는 물이 인간들의 무지와 무관심으로 인한 실수로 얼마나 큰 피해를 주는지를 단적으로 말해주고 있기 때문이다.

특히 이런 문제들은 시간만 지나면 마치 남의 일인 듯 잊혀 졌다가 유사 사건이 발생하면 금방 냄비에 물 끓듯 하는 것이 인간들의 습성인 것 같아 더 그렇다.

우리나라는 5개의 큰 강과 3,900여개의 하천을 지니고 있어 언제라두 이런 유형의 사건이 다시 발생할 수 있으며, 허점 또한 여전히 많아 항상 문제 발생의 소지를 안고 있다.

물은 무엇보다도 정직하게 다스려야 한다. 더욱이 우리가 마시는 물은 어떠한 술수도 용납될 수 없으며, 한순간의 영리를 목적으로 장난을 쳐서도 안 된다.

그것은 당장은 묻혀가는 단 한 번의 실수라 할지라도 훗날 엄청난 재앙이 부메랑처럼 우리에게 돌아 올 수 있기 때문이다.

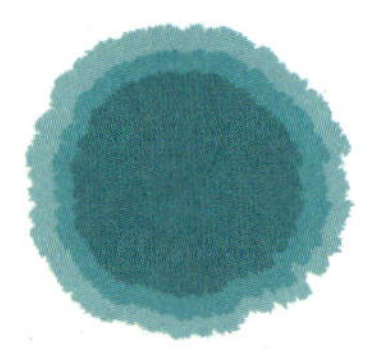

또 다른 복병,
건강에 해로운 냉수와 얼음

지난 반세기 동안 인간의 체온은 1℃ 가까이 떨어졌다고 한다. 체온이 떨어지는 것은 인간 건강에 결코 좋을 수 없다. 때문에 많은 학자들은 떨어지고 있는 체온을 끌어 올리는데 관심을 가져 줄 것을 촉구하고 있다. 자신의 몸을 스스로 저체온으로 빠지지 않게 따뜻한 음식을 먹을 것을 권유하고 있다.

그러나 국내 사정은 다르다. 정수기 시장이 폭발적으로 커지면서 다양한 기능들이 탑재됨으로써 지금은 얼음정수기까지 시판되고 있다. 냉수도 모자라 얼음까지 복용케 함으로써 국민들의 체온 저하현상을 빠르게 부채질하고 있는 것이다.

사람의 체온이 1℃ 떨어지면 면역력은 30퍼센트나 낮아지고, 반대로 체온이 1℃ 올라가면 면역력은 5배나 높아진다. 체온을 1℃만 올려도 면역력이 크게 높아져 감기나 대상포진, 아토피는 물론 암, 고혈압, 당뇨병, 고지혈증, 류머티즘, 우울증, 비만 등 현대인들의 건강 고민들을 상당 부분 해결할 수 있다는 주장까지 나오고 있다.

미국 아인슈타인의대 아르투로 카사데발 교수는 사람의 체온이 균을 막으면서 온도를 유지할 수 있는 가장 효율적인 체온이 36.5℃인 이유를 밝혔다.

카사데발 교수는 체온과 질량이 물질대사에 미치는 영향과 온도의 증가에 따라 세균이 감소하는 비율을 기준으로 방정식을 만들었는데 사람이 사용하는 에너지와 세균을 막는데 필요한 온도 사이에서 최적 범위를 위해 체온은 36.5℃를 유지해야 한다고 강조했다.

옛 문헌에 따르면 우리나라 옛날 임금들도 온돌방에서 병을 치료했다고 한다. 세종대왕은 궁 안에 구들방 초가를 만들어놓고 자주 이용했다. 광해군은 황토방에서 종기를 치료했다.

최근에 암 치료와 예방에 온열요법이 적용되고 있는 것도 이런 이유에서다.

한의사들은 "적정 체온인 36.5℃의 사람은 내장의 기능이 활발하고, 기초 대사나 면역력이 높으며, 자율 신경의 기능이나 호르몬 밸런스가 잘 갖추어지고 있지만, 체온이 36.5℃ 이하인 낮은 체온을 가진 사람은 내장의 기능이 활발하지 못하고, 기초 대사나 면역력이 낮으며, 자율 신경의 기능이나 호르몬 밸런스가 잘 갖추어져 있지 않음으로 제반 기능이 약하여 병에 걸리기 쉽다"고 말한다.

연구논문들에 따르면 체온에 따라 우리 몸의 기능은 수시로 바뀌게 되는데 34.5℃ 이하의 위험한 저 체온이 되면 스스로 자신의 몸이 생각하는 것처럼 움직일 수 없는 상태가 된다고 한다. 특히

33℃가 되면, 죽음이 목전에 왔음을 의미하는데 산에서 조난했을 때 환각이 나오는 저체온이라고 생각할 수 있다.

또 저체온이 되면 신진대사가 활발하지 않게 되어, 배설 기능도 저하하고, 붓거나 변비, 비만이 일어나기 쉬워진다. 자율 신경 실조증이나 호르몬 밸런스의 혼란, 알레르기 등도 유발된다. 암 세포가 35.0℃ 상태를 가장 좋아하는 것으로 알려져 있다.

학자들은 암의 발병에 관한 연구자료에서 '암 세포는 냉기(Cool Energy)를 먹고 산다'고 말하고 있다. 암환자의 발병 전후와 항암 치료, 그리고 재발 전후의 생활습관을 꼼꼼히 살펴보면, 냉수마시기 등 환자의 신체가 냉기를 유난히 많이 접촉했다는 것을 찾아낼 수 있었다는 것이다.

안티에이징과 면역력을 이용한 암 치료 전문가로 활동하고 있는 일본의 사이토 마다리 씨는 현대사회의 정신적, 육체적 질병을 일으키는 근본 요인은 바로 저체온에 있다고 주장했다.

반면 36.5℃의 이상적인 체온은 생명 활동이 가장 활발하게 되는 체온으로 내장 등의 활동을 하는 효소의 기능을 활성화시켜, 세포의 신진대사를 활발하게 해 준다. 이 체온에서는 면역력도 높고, 건강을 유지하는데 이상적인 상태다.

반대로 37.5℃ 이상의 발열 상태는 체내에서는 외적이나 이물질을 공격하는 백혈구가 활발하게 작용한다. 체온이 1℃ 오르면 면역력은 5배나 높아져 세포나 바이러스에 대항할 수 있는 몸이 된다. 또 암 세포는 열에 약하고, 39.3℃로 사멸한다. 그 때문에 가끔 한 번씩 잠깐 열이 나는 감기를 앓는 것도 좋을 수가 있다는 것이 의사들의 의견이다.

즉 인간의 체온유지는 몸통 내 여러 장기, 예를 들어 심장, 신

장, 폐, 간, 내장 등에만 의미가 있다. 이런 장기에서는 37℃ 정도
로 거의 균일하게 유지되는데 이를 의학자들은 심부온도라 명명
하고 있다.

이런 논리에 대비해 보면 현재 정수기 시장에서 벌어지고 있
는 역삼투압 정수기들의 '냉수', '얼음'마케팅은 오히려 국민들의
체온을 떨어뜨려 질병에 나약한 신체구조를 만드는 원인이 될 수
도 있다.

한의사들은 "체온이 낮은 사람들에게 냉기는 강적"이라며 "몸
의 열을 빼앗길 뿐만 아니라, 차가워지는 것으로 인해 신진대사도
떨어지고 수분의 배설도 나빠진다"며 "되도록이면 차가운 것을 피
하고 항상 몸을 따뜻하게 해주는 것이 좋다"고 조언한다.

 역삼투압 정수기가
사람잡는다

국민을 죽이는 역삼투압 정수기

- 국민은 속았습니다 ①

제2장

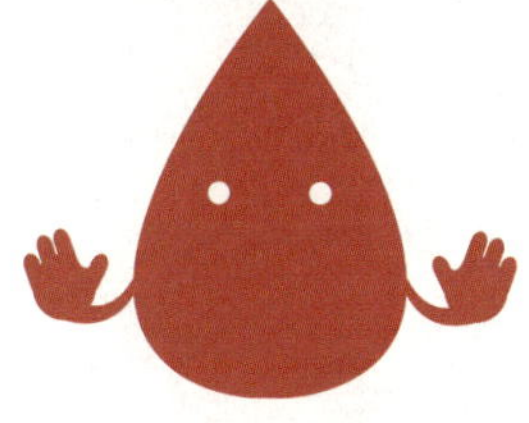

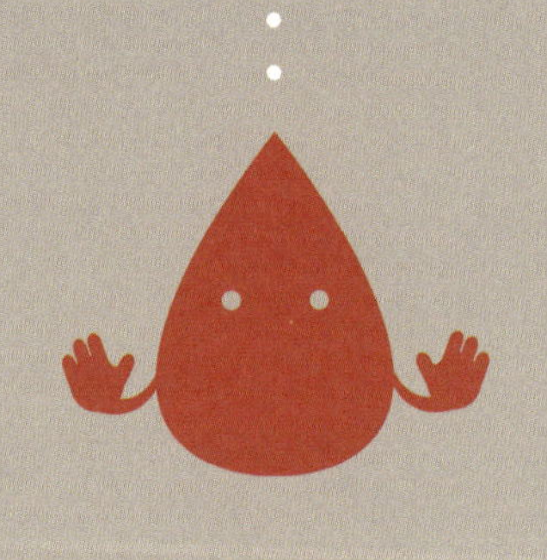

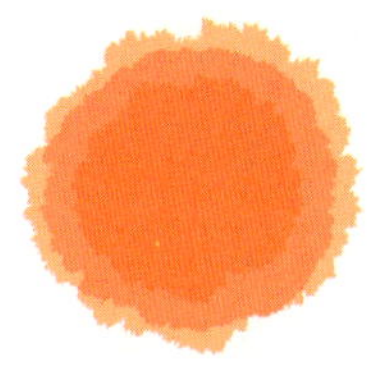

불행의 시작

1960년대, 전쟁이 끝나고 모든 것이 부족했다. 수돗물 역시 부족하여 여름이 되면 산동네, 달동네의 급수차 앞에 양동이를 든 사람들의 긴 행렬이 이어졌다.

그 후, 수년이 지나 대한민국은 전 세계가 놀랄만한 발전을 이루어 내고 헐벗고 배고픈 시절을 걷어냈다. 그렇게 경제가 발전하고 사람들은 이제 수돗물이 부족하지 않은 세상에 살고 있다. 모든 사람들이 배고픔을 벗어나 먹고 살만해졌다. 여기저기 부유층도 형성됐다.

하지만 급격한 경제성장은 커다란 후유증을 낳았다. 자연의 복수가 시작된 것이다. 여기저기 우후죽순으로 들어선 공장에서 온갖 오염물질과 폐수가 강을 죽이고 산과 들을 오염시켰다.

놀란 사람들은 그제야 허겁지겁 오염된 자연을 복구하려고 노력했다. 특히 인간에게 가장 필요한 대기와 물의 오염이 심각했다. 더구나 물은 가장 빨리 오염되었고 정화하기가 더욱 힘들어졌다. 언론에서는 식수원 오염 보도가 매일같이 쏟아졌다. 눈만 뜨면 식수원 오염 및 취수 유역 오염 보도가 국민들을 불안으로 몰고 갔다. 결국 이런 보도에 마취된 국민들은 수돗물을 먹어야 할지 아니면 먹지 말아야 할지 판단하기 어려운 지경이 됐다.

언제나 이런 상황에서 약삭빠른 사람들이 있다. 그들은 재빨리 국민들의 불안을 부추겨 '대동강 물 팔아먹은 봉이 김선달'처럼 물장사를 시작했다. 그리고 수돗물이든 우물물이든 물에 크게 구애받지 않던 사람들이, 이제는 넉넉해진 지갑으로 건강을 생각하며 물을 사 먹기 시작했다.

곧이어 전국에 물을 뽑는 수많은 구멍이 생기고, 생수공장들이 생겨나기 시작했다. 물통을 실은 차들이 시내 빌딩이나 아파트 등지에서 심심찮게 모습을 드러냈다. 제오라이트, 맥반석, 암반수라며 기능성 물들도 시장에 모습을 나타냈다.

그 와중에도 언론들은 연일 식수원 오염 보도를 쏟아냈다. 전국의 약수터가 수질검사 후 폐쇄되고 옹달샘까지 초토화 시켰다. 수돗물은 불안하고 약수터도 불안하고, 결국 물을 사먹거나 수돗물을 끓여 먹는 사태가 되었다. 아예 마음 놓고 마실 물이 없어져 버린 것이다.

그즈음 타는 불에 기름을 붓는 세력이 등장한다. 바로 정수기 회사들이다. 당시의 정수기 회사들은 일부 부유층을 대상으로 서서히 기지개를 켜고 있었다. 그리고 차츰 시장의 파이를 키워가던 그 정수기 회사의 일부에서 거대한 프로젝트가 시작됐다.

아름아름으로 알게 모르게 국민 속에 침투했던 정수기라는 기계가 드리워진 마각을 드러내기 시작한 것이다. 오염된 수돗물을 깨끗이 걸러 깊은 산속 웅달샘으로 만들어 주겠다는 위험한 물장난의 엑설레이터에 넌지시 발을 올린 것이다.

자신들의 이익을 위해 국민들의 건강은 도외시한 거대한 프로젝트는 '비극의 시작'이었다.

그들은 정수기 판매를 위해 수돗물 불신을 부추겨 국민들이 안심하고 수돗물을 마시지 못하게 하려는 고도의 음모를 세웠다. 혹자는 '설마 그렇게까지 했겠느냐'고 말할지 모른다. 그러나 필자가 뒤에서 밝히는 대로 그들이 어떻게 영업을 했고 마케팅을 했는지, 어떻게 수돗물에 대하여 불신을 조장했는지 알고 난다면 모두가 깜짝 놀랄 것이다.

어쨌든 그들이 한 첫 번째 행동에는 언론에 막강한 영향력을 가진 인사들이 동원되었다. 이들은 언론사와 기자들을 포섭해 연일 수돗물 불신을 부추기는데 열과 성을 쏟았다.

얼핏 보기에는 상수원 오염보도인데 그 속내는 수돗물 불신을 부추겨 국민들이 수도꼭지에서 멀어지게 한다는 날카로운 발톱이 숨겨져 있었다.

결국 국민들에게 그 영향이 먹혀들어 물에 대한 분별력은 끝내 마비됐고 새로운 뭔가를 갈구하는 증세가 나타나기 시작했다. 수돗물을 대신해 안심하고 마실 수 있는 뭔가가 있다면 당장 지갑을 열 분위기가 최고조로 달아올랐다.

깜짝 놀란 정부가 해명과 반박, 수없는 반론을 제기하고 나섰지만 속수무책이었다. 결국 국민들은 수돗물에서 등을 돌렸다. 수돗물에서 금은보화가 나온다고 해도 믿지 않았다. 철저하게 짜 맞혀진 '수돗물 불신 프로젝트'는 놀라운 결과를 창출했다.

프로젝트의 가동력은 상상을 초월했다. 국민의 100%가 음용하던 수돗물이 동절기 수은주가 급강하하듯 순식간에 아래로 곤두박질쳤다.

그리고 1991년 3월 14일, 정수기라는 기계가 빛을 보는 운명적인 사건이 구미에서 발생했다.

영남의 젖줄인 낙동강에 페놀이 대거 방류된 것이다. 구미공단에 입주한 두산전자가 이날 무단으로 페놀원액 30톤을 낙동강으로 방류했고, 이틀 뒤인 3월 16일 대구 다사 수원지에 유입되면서 부산지역 식수원까지 치명상을 입힌 대형 사고였다.

무색무취의 페놀 수돗물이 대구와 부산시민에게 공급된 사상 최대의 수질오염 사건은 이 지역 사람들에게 막대한 물질적, 정신적 피해를 입혔다. 나라가 시끌벅적 해졌다. 특히 페놀 수돗물을 마신 많은 임산부들은 유산, 사산 및 기형아 출산 등으로 씻을 수 없는 상처까지 입었다.

여성단체들도 가세했다. 정부의 특단대책을 요구하는 목소리가 곳곳에서 터져 나왔다. 가뜩이나 상승곡선을 그리던 수돗물 불신은 이로 인해 일순간에 정점에 도달했고, 전국을 강타하는 결과를 가져왔다. 정수기 회사들은 만세를 불렀다.

결국 전 국민이 수돗물을 불신하는 결과를 페놀 사건이 확실하게 만들어 주고 만 것이다. 호시탐탐 대박을 노리고 있던 정수기 업체로서는 난데없는 호재였다. 정수기 업체들은 일제히 영업과 마케팅에 고속질주의 시동을 걸었다.

예상대로 국민들의 불안 심리를 자극한 마케팅은 대성공을 거두기 시작했다. 일순간에 떼부자 반열에 올라선 업체들은 진실을 숨긴 채 가려져 있던 마각을 유감없이 드러냈다.

국민들의 눈을 속여서라도 돈만 벌면 된다는 영업 전략이 수립

 역삼투압 정수기가
사람잡는다

됐고, 이런 전략은 전국에서 독버섯처럼 활개를 치기 시작했다. 그러나 누구하나 의심의 토를 달지 않았다. 전문가들은 물론이고 오히려 언론들은 정수능력을 뽐내는 정수기를 극찬하기까지 하는 진풍경이 벌어졌다.

정수기 시장은 폭발적인 성장가도를 맞았다. 삽시간에 집집마다 정수기가 들어섰고 매일 같이 주문이 폭주하는 현상이 벌어졌다. 그리고 그렇게 우리의 불행은 시작되었다.

역사에 가정은 없지만 그때 그 정수기가 제대로 된 정수기였다면 오늘 이 책은 쓰여지지 않았을 것이다.

우리가 어떤 일을 하는데 있어서 방향성만큼 중요한 부분은 없다. 아무리 열심히 노력해도 방향이 틀리다면 그 노력은 헛된 노력이 될 수 있다.

우리의 정수기가 그렇다. 처음부터 그 방향이 잘못됐다. 역삼투압의 산성수가 몸에 나쁜 것을 몰라서 그랬는지, 오염물만 걸러내면 미네랄이 없는 물이라도, 산성수라도 상관이 없다고 생각했는지, 처음부터 잘못된 방향인줄 알고 그랬는지, 아니면 조금 지나 방향성이 잘못됐다는 것을 알고도 밀어 부쳤는지(돈이 잘 벌리니까), 알 수는 없다.

국민 건강에 막대한 책임을 지고 있는 정부 부처들은 애초에 역삼투압 정수기의 허가를 내 준 것에 대하여 책임을 모면하기는 어려울 것이다.

하지만 그때 우리의 정수기 시장에서 약알칼리수 정수기로 시작했다면, 그래서 약알칼리수 정수기가 시장에서 성공적으로 정착했다면, 오늘날 산성수에 국민의 건강이 망가지는 일은 없었을 것이다. 처음 잘못 끼워진 단추는 영영 고칠 길이 없이 이제 전 국민들에게 엄청난 재앙이 되고 말았다. 이것이 우리의 불행이다. 불행하게도 역삼투압식 정수기는 20여년간 모든 국민에게 산성수를 들이 부었다.

그 정수기가 제대로 된 정수기였으면 얼마나 좋았을까. 건강을 지키려다 되레 건강을 해치고 있는 국민들이 제대로 알고 물을 선택했으면 얼마나 좋았을까? 진실로 아쉬운 것은, 그런 점이다.

국민들은 정수기에 대해 무지했다. 지금도 물보다는 디자인이나 광고에, 영업 전략에 속아 귀중한 자신의 건강을 내팽개치듯 하고 있다.

오늘날 정수기를 팔아 대기업으로까지 성장한 기업들은 과연 양심을 지켜왔을까. 지켰다면 얼마나 지켰으며, 지키지 않았다면 도대체 얼마나 비열한 짓을 했을까?

이건 아니다! 결단코 아니다.

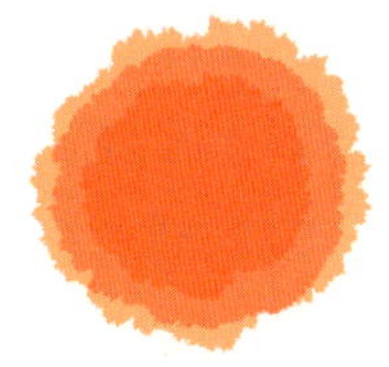

이렇게 국민을
바보로 만들었다

다양한 눈속임 판매수법

(TDS 테스트기 실험, 전기분해 실험, 잔류염소 확인 실험, 전구실험 등)

20여 년 전으로 거슬러 올라가보자. 오늘날 부귀영화를 누리는 정수기 업체들이 판매를 위해 어떤 짓을 했으며, 국민들을 어떤 식으로 바보로 만들었는지 알게 되면 혀를 내두를 것이다. 모든 국민을 바보로 만든 눈속임 판매수법부터 살펴보자. 애석하게도 이런 비열한 수법들은 오래전부터 다양한 방법으로 행해져 왔다.

제오라이트, 맥반석 등을 이용한 정수방법을 넘어서 필터를 장착한 역삼투압 방식과 중공사막 방식 정수기가 등장하면서 정수기 시장에는 이른바 TDS 테스트기를 이용한 눈속임 판매수법이 등장하기 시작했다.

'상대 회사의 물은 나쁜 물, 우리 회사 물은 좋은 물'로 대변할 수 있는 TDS 테스트기를 이용한 눈속임 판매수법은 100% 거짓임에도 일부 회사의 경우는 지금까지도 이용해오고 있다.

TDS 테스트기 이용은 정수기를 잘 모르는 국민들에게는 현장에서 상대 정수기의 물이 나쁘다는 인상을 곧바로 심어 줄 수 있어 많은 영업사원들이 이를 영업에 직접 이용해 왔다.

정확하게 말하면 TDS테스트기는 물 오염도를 측정하는 기계가 아니다. 먹는 물 기준법에는 탁도, 경도, 맛 등 여러 가지 측정 항목이 있는데 우리나라에서는 수도관리사업소에서 테스트를 할 수가 있다. 일반 개인이 오염도를 측정할 수는 없는 것이다.

즉 일반인들이 확인할 수 있는 길은 전무하다해도 과언은 아니다. 그럼에도 불구하고 역삼투압 방식의 정수기 회사 판매사원들은 TDS테스트기를 이용해 수돗물은 먹어서는 안 되는 물로 매장시키면서 상대적으로 자사의 상품을 팔아 이득을 챙겨왔던 것이다.

TDS 테스트기는 물속에 녹아있는 금속 성분(미네랄과 기타 중금속)이 있다면 그래프가 올라가고 반대로 금속 성분이 없다면 반응을 나타내지 않는다.

이를 이용하면 수돗물처럼 미네랄이 있는 물이나, 또는 금속 성분이 있는 물은 그래프가 올라가게 되는데 이때의 반응을 마치 나쁜 물이어서 생기는 현상으로 거짓 홍보하는 수법이다. 반대로 미네랄이 없기 때문에 반응하지 않는 역삼투압 정수기의 현상에 대해서는 정수기 물이 좋기 때문이라는 허울 좋은 거짓말을 갔다 붙이는 유형의 추잡한 수법이다.

전기 테스트를 통한 방법도 있다. 이는 미네랄이 있는 것은 전류가 흐르고, 미네랄이 없으면 전류가 흐르지 않는 것을 교묘하게 실제 이런 현상을 눈으로 목격한 사람들의 수돗물 불신은 상대적으로 급격히 높아져, 결국 역삼투압 정수기를 선택하는 결과로 이어진 것도 부인할 수 없는 사실이다.

소비자단체들이 "영업사원들이 주부들을 대상으로 시행하는 검사방법은 대부분 눈속임에 불과하며 상당수의 주부들은 이런 현상을 보고 속아서 구입하는 경우가 많다"고 하는 지적도 이 때문이다.

이런 수법은 많은 언론의 질타를 받았고 그 수법까지 공개됐음에도 불구하고 현재까지도 일부 영업사원들의 주 무기로 이용되고 있다.

이런 수법이 유행하던 지난 2004년 9월 한국표준협회가 발표한 '2004 상반기 서비스 품질지수 조사'에 따르면 서비스 관련 42개 업종 가운데 정수기 부문 1위를 차지한 바 있는 웅진코웨이의 경우는 과장된 사실로 소비자를 유인하는 등 방문판매법을 위반해 공정거래위원회에 적발된바 있다.

그럼에도 불구하고 역삼투압 정수기 판매원들이 이 방법을 버리지 못하고 있는 것은,(초창기 정수기들의 승승장구는 수돗물 불신이 매출의 견인차 역할을 톡톡히 했다) 여전히 수돗물 불신의 부추김을 이용해야 정수기를 쉽게 판매할 수 있기 때문이다.

결국 시장을 빼앗기지 않으려는 역삼투압 방식 정수기와 시장을 파고들려는 중공사막 방식 정수기의 판매경쟁은 소비자들의 눈속임이라는 수법을 양산함으로써 과당경쟁을 불러일으켰고, 그 피해는 고스란히 소비자에게 전가됐다.

이런 문제를 희석하기 위한 과도한 광고비 지출로 국내서 판매되는 필터의 소비자 가격은 크게는 10배 정도의 가격 차이를 보이는 결과로까지 이어져 정수기 판매가격의 상승을 부추기기까지 했다. 굳이 이를 따진다면 10배의 가격 차이는 다름 아닌 광고 선전비와 판매관리비, 일반관리비 등이 모두 포함된 것으로 소비자만 봉이 된 셈이다.

따지고 보면 칼슘, 마그네슘, 철분 등이 포함된 물, 즉 미네랄의 양이 많을수록 높은 탁도 수치를 나타내므로 이런 물이 더 몸에 좋다고 할 수 있다.

이러한 실험방법이 엉터리임을 알 수 있는 방법 중의 하나가 실험을 통해 깨끗하다고 주장하는 물에 깨끗한 소금을 조금만 넣어 녹인 후 다시 실험해보면 금방 탄로가 난다.

역삼투압 정수기 물에 소금이 들어가면 전기가 통할 수 있는 상태가 되기 때문에 수돗물이나 중공사막 방식의 정수와 같은 결과를 가져오므로 당연히 관련 업체 영업사원들은 소금을 넣은 시험 요구에는 응하지 않을 것이다.

이런 눈속임 식 판매 방식은 점차 사라질 것으로 예상되지만 최근까지도 암암리에 시도하는 것이 시약을 이용한 눈속임 판매다. 더욱이 역삼투압 방식의 정수기 장점을 알리기 위해 판촉행사에 단골로 등장해 소비자들의 지갑을 열게 만들었던 시약을 이용한 장난은 수많은 사람들이 속고 또 속았다.

시약을 탄 물에 이상야릇한 기기를 담그면 자사의 물은 반응하지 않지만 다른 물은 흙탕물처럼 되는 방법이다. 그저 돈에 눈이 어두워 이런 치졸한 눈속임 연기까지 연출한 것이다. 주로 이온수기 판매 회사들이 이용하고 있는 이런 방법은 정상적인 전기분해 정수기를 흠집내기위한 방법으로 많이 이용돼 왔다.

현재 시판되고 있는 ○○회사의 전기분해 정수기의 경우는 강알칼리, 약알칼리, 산성수 등 3가지 물이 나오기 때문에 이를 구분하는 데에만 시약을 사용하고 있을 뿐이다.

그러나 편법 판매를 일삼는 회사들은 이런 시약을 자사의 홍보용으로 다시 제조한 후 자사의 강알칼리에는 반응하지 않고, 타사의 약알칼리에만 반응하도록 한다. 이때 약알칼리에서 나타나는 물 색깔 변화 현상을 육안으로 보여준 후 이것이 마치 중금속 등이 포함돼 있어 물에 문제가 있는 것처럼 거꾸로 호도하는 것이다.

소비자가 보는 앞에서 눈속임을 통해 인위적으로 좋은 물을 나쁜 물로 만들어도 소비자의 입장에서는 당연히 속을 수밖에 없다. 따지고 보면 단점이 있는 정수기들이 자신들의 단점을 덮고 경쟁사의 품질을 깎아내리기 위해 이런 일에 앞장섰던 것이다. 그리고 아이러니하게도 결과는 오히려 눈속임 판매를 한 이런 유형의 회사들이 더 큰 성장세를 가져왔다는 사실에 놀라지 않을 수 없다. 그만큼 국민들이 많이 속았다는 증표다.

사실 좋은 물이라 함은 유해 성분이 포함되어 있지 않고 칼슘과 마그네슘, 나트륨 등 미네랄이 풍부하게 함유된 물을 가리킨다.

물은 입, 위, 장을 거쳐 신장, 혈액, 신장 등의 순서로 순환하면서 혈액과 조직액의 순환을 원활하게 하여 혈액을 중성 또는 약알칼리성으로 유지시켜 준다. 또한, 영양소를 용해, 흡수, 운빈해 신진 대사를 활발하게 해주고 체내에 불필요한 노폐물을 배설시켜 주는 역할을 하기 때문에 정수기 구입 시 관련 사양과 성능을 면밀히 살펴보는 것도 좋은 정수기를 구입하는 방법 중 하나가 될 수 있다.

속이는 사람보다 속는 국민이 더 바보스런 이런 현상이 언제까지 계속될 지 아무도 모르는 가운데 지금도 무지한 국민들은 똑같은 실수를 계속 답습하고 있다.

다행히 이러한 눈속임 식 판매 방식에 서울시가 알게 모르게 대응하고 있지만 막대한 광고로 대응하는 업체들에게 얼마만큼의 효과가 있는지는 여전히 의문스럽다.

 역삼투압 정수기가
사람잡는다

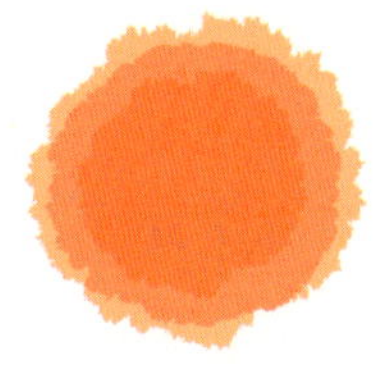

서울시 상수도사업본부
결국 화났다

2005년 8월 17일 서울시 상수도사업본부는 정수기 판매업자들의 수돗물의 안전성에 의구심을 조장시키는 상행위를 근절하기 위해 전기분해실험, 총용존고형물질(TDS) 등 수돗물 불신 조장행위에 대한 시민들의 신고를 받는다고 밝혔다.

서울시의 이 같은 조치는 서울의 수돗물 '아리수'와 관련된 거짓·과장 행위를 근절함으로써 아리수에 대한 올바른 인식을 제고하고 정수기업체들의 무분별한 판촉행위를 사전에 예방하기 위한 것이었다. 신고대상은 정수기, 이온수기, 연수기 및 이와 유사한 기능을 가진 기기의 판매를 촉진하기 위해 수돗물 불신을 조장하는 행위 및 거짓·과장 행위로 먹는물관리법 시행규칙 규정에 의거 수돗물을 불신하거나 소비자를 현혹시킬 우려가 있는 판매·광고행위였다.

먹는물관리법 시행규칙 제20조 제1항에 따르면 수돗물을 불신하거나 소비자를 현혹시킬 우려가 있는 판매행위·광고 등을 하여서는 아니 된다고 명시하고 있다.

신고방법은 서울시에 거주하는 시민이 해당지역 수도사업소 민원실 및 수질팀 또는 서울시상수도사업본부 홈페이지(http//:121.seoul.go.kr) '수돗물에 대한 거짓·과징행위 신고센터'에서 양식을 받아 신고하면 되며, 신고내용이 사실로 판명되면 신고자에게 적정한 보상을 지급하는 방식이었다.

상수도사업본부에서는 또한 정수기 판매업체의 거짓·과대광고가 사실로 확인될 경우 형사상 고발 등 법적인 대응도 진행한다는 방침까지 세웠다. 그리고 수돗물에 대한 거짓·과장행위 유형을 정리, 배포해 소비자들의 피해를 막기 위해 노력했다.

**서울시 상수도사업본부가 밝힌
수돗물에 대한 거짓·과장행위 유형 보고**

〈사례1〉: 전기분해 실험을 통한 허위사실 유포

서울의 수돗물 아리수는 145개 항목의 수질검사를 거쳐 생산되는 깨끗하고 안전한 음용수이며 수돗물 속에는 인체에 필요한 미네랄인 칼슘, 나트륨, 칼륨, 마그네슘 등이 들어 있어 건강에 매우 유익합니다.

ㅇ거짓·과장행위 실험원리

실험장비 (2개의 전극봉) : (+)전극봉 ⇒ 주성분 : 철, (-)전극봉 ⇒ 주성분 : 알루미늄

원리 : 전해질(전류가 통하는 물질)이 많은 물을 전기분해하면 양극(+) 전극봉에서는 금속성분이 용출되고, 음극(-)전극봉에서는 수소가스가 발생하게 되며, 용출된 금속성분은 산화반응을 통해 적갈색의 앙금이 발생합니다. 몸에 유익한 미네랄성분이 들어 있는 수돗물, 우유, 두유, 건강음료 등을 전기분해하면 앙금이 발생합니다.

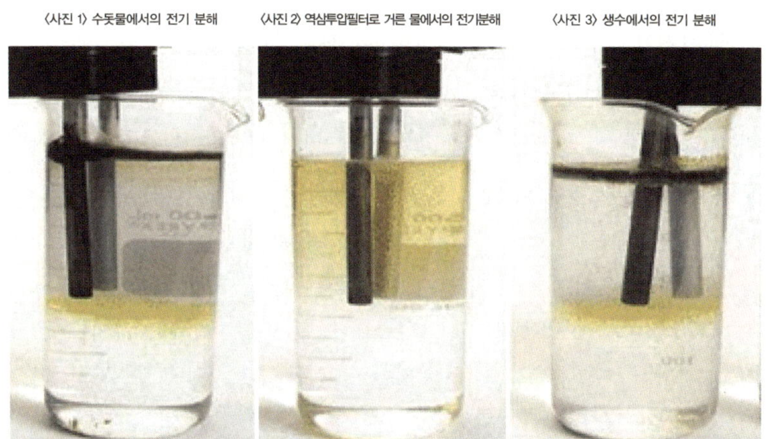

사진1과 3의 윗부분 검게 보이는 것이 앙금이고 사진2에서는 앙금이 보이지 않는다.

ㅇ거짓·과장행위

일부 판매원들은 수돗물에 앙금이 발생하는 것을 마치 인체에 매우 유해한 중금속이 함유되어 있는 것처럼 선전하고 심지어 형성된 앙금이 바이러스 덩어리라고 거짓선전을 하면서 자사 정수기를 구입하라는 식으로 소비자를 현혹하고 있습니다. 이러한 역삼투압 정수기물은 몸에 유익한 미네랄성분을 제거하여 증류수에 가까운 물이 되어 전류가 흐르지 않아 앙금이 발생하지 않지만, 이러한 물을 장기간 복용할 경우 뇌졸중, 심장질환 등이 생길는 보고가 있습니다.

〈사례2〉: TDS 측정기 실험을 통한 허위사실 유포

서울의 수돗물 아리수에는 인체에 필요한 미네랄인 칼슘, 나트륨, 칼륨, 마그네슘 등 미네랄이 많이 들어 있는 건강한 음용수입니다.

ㅇ거짓·과장 실험원리

실험장비 : TDS (Total Dissolved Solids)측정기

원리 : TDS (Total Dissolved Solids)실험은 인체의 위해성 여부와는 관계없이 물에 녹아있는 총고형물질을 측정하는 방법으로 우유, 두유 등 건강음용수에는 수치가 높게 측정되며, 역삼투압식 정수기로 여과한 물은 용해성물질이 대부분 제거되므로 그 수치가 낮게 측정됩니다.

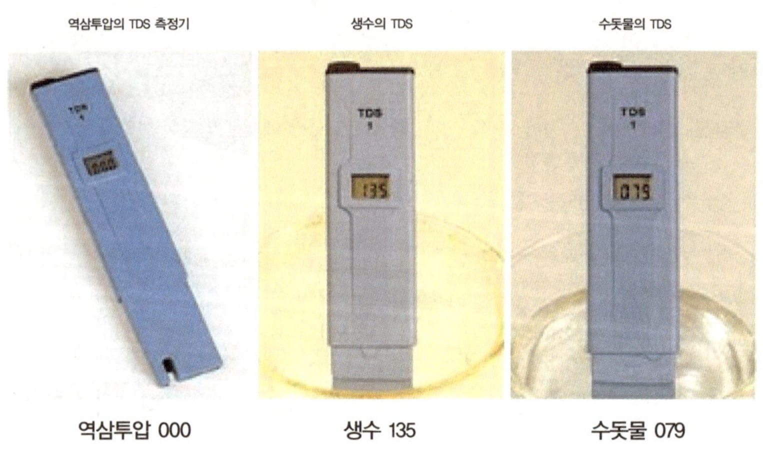

역삼투압 000	생수 135	수돗물 079

ㅇ거짓·과장행위

역삼투압 정수기 판매업자들은 수돗물의 TDS 측정수치가 높

게 나타나는 것이 수돗물의 오염에 기인한 것이라고 속여 수돗물의 불신을 조장하고 소비자를 현혹하고 있습니다.

〈사례3〉: 잔류염소 확인 시험

잔류염소는 세계보건기구(WHO)에서는 5㎎/L이하로 권장하고 지침을 만들었으며 이 값은 매우 보수적이어서 독성이 없음을 의미합니다. 그러나 우리 시는 이보다 더욱 낮은 0.2~1.0㎎/L을 유지하고 있어 건강상 문제가 되지 않습니다. 잔류염소는 각종 유해한 세균을 살균하고 수돗물이 가정까지 공급되는 과정에서 세균번식을 방지하는 작용을 하게 되며, 선진국의 경우 염소냄새가 나지 않는 물은 안전하지 못하다고 하여 마시지 않는 경우도 있습니다.

○거짓·과장행위 유형

실험유형 : 수돗물에 발색시약을 넣어 색이 바뀌는 현상을 정수기 판매에 이용하고 특히, 색이 바뀐 수돗물에 과일껍질을 넣어 색이 없어지는 현상을 마치 자사 정수기의 성능인 것처럼 설명해 소비자를 현혹. 수돗물에 잔류염소측정시약(DPD)을 넣으면 색이 연분홍으로 변하며 여기에 레몬, 녹차잎 등을 첨가하면 발색시료가 일시적으로 무색으로 변하는 원리를 이용합니다.

○거짓·과장행위

수돗물 속에 남아 있는 잔류염소는 인체에 해가 없으나 마치 독극물처럼 설명하고, 염소가 사람을 죽이는 독극물이라거나 인체에 치명적인 해를 미친다는 등의 표현으로 소비자의 불안감을 증폭시킵니다.

〈사례4〉: 전구실험

수돗물에 있는 인체에 유익한 미네랄은 전자기를 띠고 있어 전기가 통하고 역삼투압식 정수기 등을 통한 물은 미네랄이 없는 증류수형태로 전기가 매개체가 없어 흐르지 않습니다.

○거짓 · 과장 행위 유형

실험장비 : 램프, 전선

실험유형 : 전선이 연결된 램프를 점등시켜 불빛이 희미한 것과 불빛이 밝은 정도를 비교.

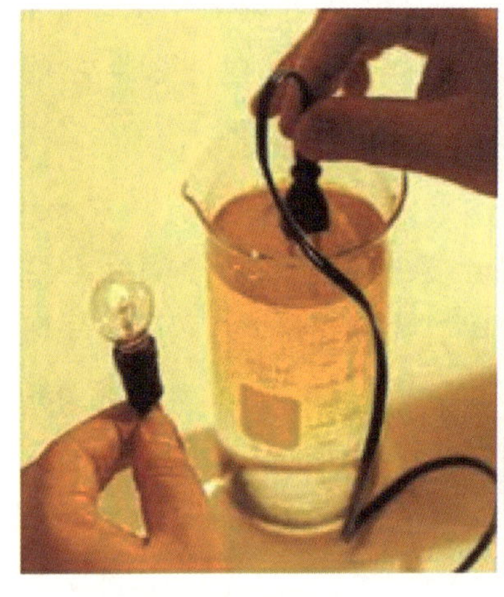
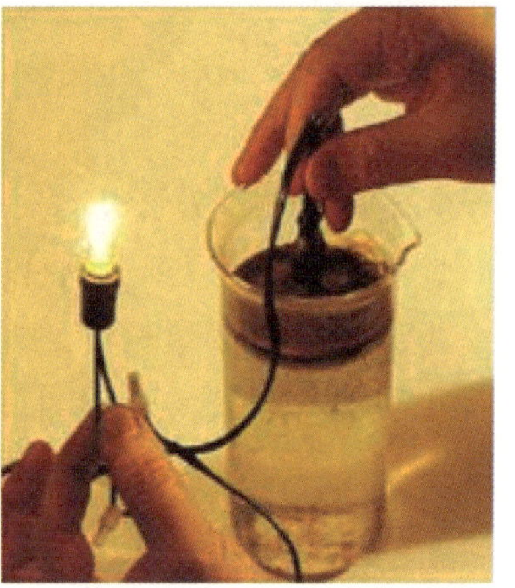

〈사진 1〉 역삼투압 필터로 거른 물에서의 전구 실험　　　　〈사진 2〉 수돗물에서의 전구 실험

○거짓 · 과장행위

실험결과 불빛이 밝게 나타나는 물은 마치 물 안에 불순물이 있어 수질이 나쁘다는 식으로 소비자를 현혹하고 있습니다.

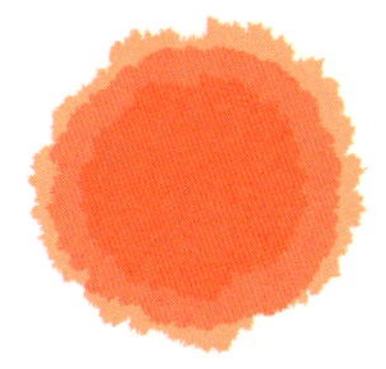

서울 수돗물 '아리수',
정수기에 역공 펼치다

"아직도 '아리수(서울의 수돗물)'가 불안하십니까? 국번없이 120번으로 연락하시면 속 시원하게 해결해 드리겠습니다."

서울의 수돗물 '아리수'가 수돗물에 대한 불신풍조를 조장하는 정수기 업체로 인해 나락으로 떨어진 수돗물의 권위를 되찾기 위해 본격적인 반격에 들어갔다.

특히 그동안 정수기 시장의 80% 이상을 차지하고 있는 역삼투압 방식의 정수기 등이 수돗물 불신 풍조를 조장한 것으로 분석, 이에 대한 역공도 동시에 펼치기 시작했다.

서울시 상수도사업본부는 TV CF, CM, TV 및 라디오 광고, 공익광고, UCC 동영상, 지하철 광고 등을 총동원해 '아리수'의 장점 및 수돗물 불신의 원인을 알리는데 총력을 쏟아 부었다.

이들 광고는 '아리수'는 WHO가 권장하는 145개 수질검사 항목에 모두 적합하고, 국내외의 많은 연구기관에서도 수질안전성을 확인하는 등 평생을 마셔도 좋은 음용수임에도 불구하고 시민들이 수돗물에 대한 막연한 불신감, 심미적인 불안감으로 음용을 기피하는 경향이 있다는 것에 초점을 맞추고 있다.

이와 함께 동영상(상수도본부 홈페이지 http://arisu.seoul.go.kr서 확인 가능)등을 통해 역삼투압 정수기물은 인체에 유익한 각종 미네랄이 제거되거나 관리가 철저하지 않은 경우 건강에 아무런 도움이 되지 않은 반면, 아리수는 세계기준보다 더 엄격한 심사를 거친 건강수로 인체에 이로운 각종 미네랄이 살아 있어 물맛도 훨씬 좋다는 내용도 강조했다.

또한 그동안 막연한 불신감으로 수돗물을 멀리하는 서울시민들은 건강한 물을 맘껏 마시지 못함은 물론 정수기 사용으로 인한 경제적 피해까지 보고 있다는 내용에도 비중을 두고 있었다.

서울시 상수도사업본부는 또 '아리수'에 대해 시민의 막연한 불안감을 해소하고 음용수로서 매우 우수하고 안전하다는 점을 시민고객들께 널리 알리기 위해 전 가정에 '아리수 품질확인제'를 실시하고 있다고 밝혔다.

이는 수돗물 불신을 극복하고 음용률을 높이기 위해 시민고객과 함께 가정의 수도꼭지 물을 현장에서 직접 과학적으로 검사를 실시함으로써, 아리수의 우수성을 홍보하기 위한 것이었다.

뿐만 아니다. 아리수에 대한 거짓 과장행위 최초 신고자에게는 5만원 상당의 상품권을 지급한다는 내용을 공지해 그동안 정수기 업자들이 공공연하게 이용해 왔던 자사 제품 판매 목적의 수돗물 불신조장 행위를 근본적으로 차단한다는 복안도 세웠다.

또한 수돗물 불신의 주체이기도 한 정수기 업자들의 비행을 고

발한 KBS-TV '이영돈 PD의 소비자 고발'과 'SBS-TV 뉴스퍼레이드' 등의 방송 내용도 동영상, 카페 등을 통해 적극 홍보했다.

일단 이들 프로그램에서 일부 정수기 판매회사들이 정수기물과 생수, 그리고 서울의 수돗물 아리수에 대해 전기분해 장치를 이용한 실험결과를 보여주고, 정수기물에서는 아무 변화가 없으나 생수와 아리수에서는 색이 변하고 거품이 일어나는 현상을 보여줌으로써, 아리수에 대한 불신감을 조장해 정수기를 구입하도록 유도하고 있는 것에 대해 주의를 촉구했다.

이는 정수기를 판매하려는 상술에 불과한 것으로 전기분해 실험 결과 거품이 일어나는 현상은 중금속 때문이 아니고 미네랄이 풍부하기 때문에 나타나는 현상이라며 진실을 알리는데 주력했다. 오히려 역삼투압 방식의 정수기물은 인체에 유익한 각종 미네랄이 제거돼 관리가 철저하지 않은 경우 건강에 해롭다는 사실까지 주지시켰다.

아리수의 이 같은 대반격은 그동안 수돗물 불신을 조장해 왔던 정수기 업체들에게는 큰 영향이 미칠 전망이었으나 결과는 미미한 파동으로 끝났다. 특히 미네랄이 없다는 문제점을 뒤집어 수돗물 불신 조장에 악용했던 역삼투압 방식의 정수기 회사들의 타격이 크게 미칠 것으로 예상했지만 이 역시 타격이 되지 못했다.

그 이유는 그동안 정수기 회사들이 이용해 왔던 전기분해실험, TDS측정기 실험, 잔류염소 확인 시험, 전구실험 등 다양한 방법의 수돗물 불신조장행위에 대해 국민들의 관심도가 저조했기 때문이다. 한술 더 떠 이들 기업의 대대적인 광고가 서울시의 대대적인 반격까지 한순간에 희석시켜 버린 결과였다. 결국엔 돈의 힘에 의해 진실이 묻힘으로써 국민만 바보가 된 셈이다.

물장사들의 추악한 싸움

추악한
싸움

제3장

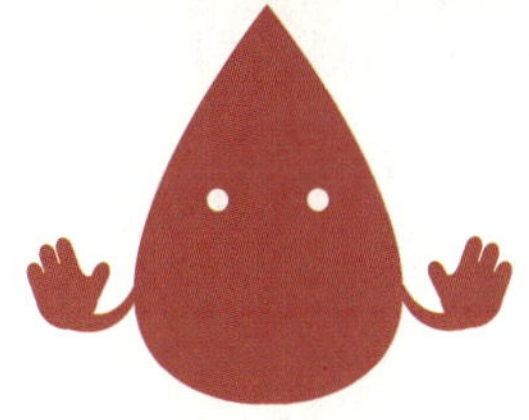

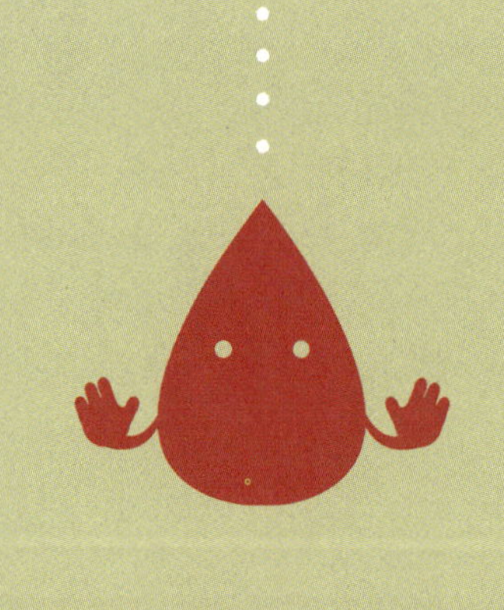

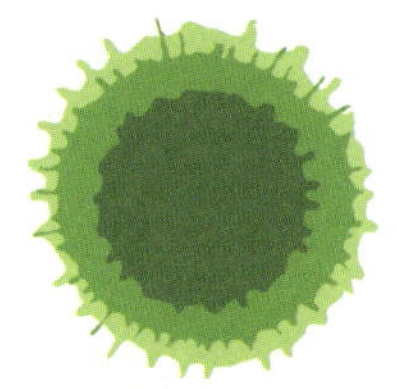

전쟁의 피해자는 국민

수돗물 불신으로 생긴 거대한 음용수 시장. 국내 물 시장은 생수업체와 정수기업체 등 수많은 기업체들의 전쟁이 있어왔다. 국민의 건강은 아랑곳 하지 않는 그들만의 추악한 전쟁은 지금도 진행 중이다.

대충 따져 보아도 역삼투압 방식, 중공사막 방식 등 정수 방법의 차이를 강조한 전쟁, 저수조의 재질에 대한 전쟁, 의료용 물질 생성기인 이온수기의 편법 판매 등 정수기기를 통한 전쟁, 그리고 눈속임 식 판매 방식, 렌탈, 다단계, 방판, 인터넷을 도배한 판매 방법 등 마케팅 전쟁 또한 치열하다.

물 시장은 그야말로 수익성 면에서 엄청난 이익을 줄 뿐만 아니라 고객만 확보한다면 안정된 수입원이 되기 때문에 욕심 있는 기업들은 대기업이든 중소기업이든 가리지 않고 많은 업체들이 도전해 왔다.

그 수많은 업체들의 폐해를 소개하면서, 우리나라의 물 시장이 얼마나 왜곡되어 있는지, 건강하기 위해 마셔야 할 물이 좋은 물이어서 선택 받는 것이 아니라, 기업들의 재력에 따른 엉터리 광고와 사기나 다름없는 마케팅 싸움으로 결정된다는 슬픈 진실을 밝히고자 한다.

정수기는 물의 품질로 결정하고 사야한다. 정수기 디자인이 '좋은 물'을 만들지는 않는다.

 역삼투압 정수기가
사람잡는다

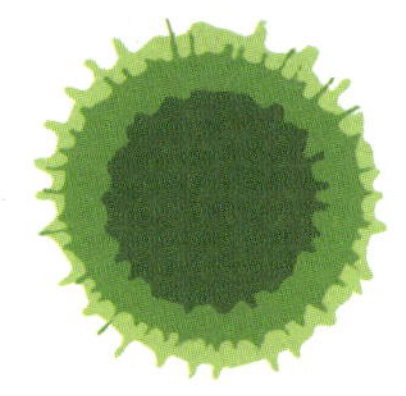

봉이 김선달식
생수의 문제점

물장난하면 대동강 물을 팔아먹은 봉이 김선달이 있다. 그러나 이런 옛이야기는 한 인간의 지혜를 보여주기 위해 꾸며낸 것에 불과하다. 진짜 봉이 김선달은 요즘에 더 많이 보인다. 바로 현대판 봉이 김선달로 불려지고 있는 생수회사들이다.

이들은 암반수, 광천수, 온천수, 게르마늄수 하면서 한반도의 곳곳에 구멍을 뚫고 그 속에서 뽑아낸 물을 불특정 다수를 대상으로 돈을 벌고 있기 때문이다.

굳이 따진다면 이들은 한반도 전체에 핏줄처럼 흐르는 물을 일정 근거지에서 철조망을 둘러치고 주인 없는 물을 합법적으로 뽑아 올려 판매하는 '합법적 봉이 김선달'인 셈이다. 그러나 이들은 생수를 사먹는 사람들의 필요에 의해 돈이 되는 사업을 펼치고 있는 것일 뿐 불법을 저지르고 있는 것은 아니다. 다만 무궁무진한

대자연의 부산물인 물을 값비싼 대가 없이는 얻을 수 없는 천덕꾸
러기로 만들었다는 점이 가슴쓰릴 뿐이다.

생수사업의 본격화는 우물이나 펌프, 온천수 개발 정도에 머물
렀던 지하수 개발을 채찍질해 이제는 일정규모 이상을 개발하려
면 허가관청의 신고 또는 허가를 받아야 하는 현실을 만들어 버
렸다.

이는 무분별한 지하수 개발은 오염은 물론이고, 지하수 고갈을
불러올 수 있는 위험성 때문에 국가가 관리하는 상황에 이르게 한
것이다. 즉 '지하수'도 자원이 된 반면 심각한 '환경오염원'이 됐다
고 국가가 판단했기 때문이라고 본다.

문제는 생수 개발이라는 미명아래 뚫어 놓은 폐공들이 한반도
를 곰보로 만들었음에도 이것이 관리가 제대로 되지 않아 지표수
까지 스며들어 이제는 지하수도 심각한 수질오염에 시달리고 있
다는 사실이다.

여기에다 한술 더 떠 허가조건이 까다롭고 엄격한 관리가 뒤따
르다 보니 일부 악덕업자들은 강물이나 흐르는 샘물을 그대로 퍼
다 판매하는 등 무분별한 행동으로 한 때는 국민 건강까지 위협
했었다. 지금은 많이 사라졌지만 용기 세척 시 사용되는 물을 아
끼기 위해 다른 용도의 물로 용기를 씻거나 횟수를 줄여 세척하는
일도 비일비재했었다.

현재에 와서 정부는 생수의 경우, 수질에 못지않게 주변 환경
기준도 엄격하게 관리하고 있다. 아무리 수량이 풍부하고 수질
이 양호하더라도 심정(深井)에서부터 반경 200m이내에는 일체의
오염원이 없어야 한다고 못 박고 있다. 또 생수 공장을 지을 때는
심정으로부터 500m 이내에 위치해야하고, 용기 세척 등은 지하

150m 이하에서 나오는 물로 자동시설 상태에서 세척해야 한다고 규정하고 있다.

생수용기의 경우는 재사용을 하기 때문에 철저한 세척과 관리가 반드시 필요하다. 생수용기 세척에 있어서는 생수용기의 오염된 주입구를 깨끗하게 세척하는 것이 무엇보다 중요하다.

어떤 음식이건 개봉이 되면 공기와 접촉이 되기 때문에 공기의 이물질이 들어갈 수가 있으며 깨끗이 씻지 않는 손으로 처리하다 보면 대장균 등 여타 바이러스가 침투할 수 있다.

일부 업체들은 일명 '신선캡'을 사용하기 때문에 과거 제품처럼 공기 중 노출되었던 뚜껑이 물과 접촉할 염려가 없다고 말한다. 그러나 이런 주장은 외부공기 또는 외부 미생물의 병내 혼입 가능성을 최대한 줄인 것이지, 전혀 없다는 것은 아니라고 본다.

이런 우려는 쉽게 확인할 수 있다. 용기 입구부터 몸통에 이르기까지 안쪽으로 손이나 다른 도구를 이용해 문질렀을 때 문지른 자국이 남거나 묻어져 나온 것이 미끌미끌한 감촉이 있는 것은 세척이 제대로 되지 않았다고 보면 된다.

이처럼 생수통은 조금만 잘못 관리하면 물맛은 물론 건강을 해치는 물을 먹게 되는 꼴이 되고 만다. 실제 이런 문제와 기인해 물맛이 다르다는 소비자들이 종종 있다.

그렇다면 이러한 생수통 문제는 왜 발생하는 것일까. 그것은 여러 가지로 접근해볼 수 있다.

첫째는 '원수의 오염'이다. 대부분의 생수 원수는 지하 수백 미터 아래의 암반층에서 끌어올리므로 상대적으로 오염의 가능성은 적을 수 있다. 그러나 아무리 깊은 지하층이라 할지라도 지표에서 흘러들어가는 농약과 공장 오염 물질은 피할 수 없다. 이 경우 페놀, 벤젠 등이 검출될 수 있지만 지표수에 의해 오염이 됐을 경우는 대장균 등 여러 이물질이 함께 검출될 가능성이 높다.

두 번째는 '용기의 오염'을 의심해볼 수 있다. 생수병은 플라스틱으로 제조하기 때문에 그 자체에서 화학물질이 녹아 나올 가능성이 있다.

지난 2001년 환경부 조사 시 생수에서는 내분기계 장애물질인 DEHP가 미국(6ppb)과 WHO(8ppb)의 기준보다 낮은 0~3.87ppb가, DEHA는 미국(400ppb)과 WHO(80ppb)보다 적은 0~0.75ppb가 각각 검출된 사례가 있다.

DEHP와 DEHA는 암을 일으키거나 성장률을 떨어뜨리는 요인이 되는 것으로 보고됐지만 이정도의 함량을 인간의 감각으로 느끼는 것은 거의 불가능하다는 것이 전문가들의 판단이다.

또한 제조된 생수병을 세척 및 소독할 때 소독물질이 잔류할 가능성도 배제할 수 없다. 생수병은 오존으로 소독하므로 용존 오존이 극히 일부 잔류될 수 있다. 그러나 이 경우도 극미량이기 때문에 맛으로 느낄 정도는 아니다.

실제 생수와 관련하여 문제점을 호소하는 사례는 소비자단체나 인터넷 포털사이트에서 수없이 찾아 볼 수 있다. 그런데 우리는 어지간한 오염원들은 별로 대수롭지 않게 생각하고 있다.

지난 2006년 3월 MBC 뉴스는 페트병 생수를 오래 두고 마실수록 독성물질이 급증한다는 연구 결과가 나왔다고 보도한바 있다. 이는 빈 페트병을 재활용하는 것도 위험하다는 것이었다. 뉴스는 페트병 안에 든 생수에서는 거의 예외 없이 독성물질인 안티몬이 검출된다는 보도였다.

암까지 유발하는 안티몬은 페트병 제조에 생산되는 첨가 물질로

자연수에는 보통 4 ppt정도가 녹아 있지만 페트병에 담긴 직후에
는 360ppt, 3 달이 지나면 그 2 배인 700ppt로 늘어난다는 것이다.

이는 독일 하이델베르크 대학이 유럽에서 시판되는 48종류의
생수를 조사한 결과인데, 보통 2 년으로 되어 있는 생수의 유효기
간을 그대로 믿다가는 독성물질을 끝까지 우려서 마시는 셈이라
는 다소 충격적인 발표였다.

이에 대해 관련업체들은 페트병의 경우 최초 페트병 원재료
의 생산과정에서 촉매로 안티몬(원소기호:Sb)을 표시하는데, 생산
된 페트병을 외부 시험연구원에 중금속용출 시험을 의뢰한 결과
를 보면 기준치 이하의 극미량(국내법: 식품공전에서 인증하는 미량)으
로 전혀 문제없는 수준이라고 항변했었다

이러함에도 생수 역시 수돗물의 불신에 힘입어 해마다 무서운
속도로 시장이 확대되고 있다. 때문에 시장 확대에 비례해 생수
역시도 한 차원 높은 관리가 필요한 시점이 됐다.

먹는 샘물은 물의 공급 가액이 가정 경제에도 일정부분 영향
을 미치고 있다. 지금은 기름보다 비싼데도 불구하고 하찮은 것
쯤으로 여겨지고 있지만, 지하수 고갈에 따른 생산량 감소로 인
해 가격이 상승한다면 물이 기름보다 더 예민하게 받아들일 수도
있을 것이다.

그것은 물을 생산하는 사람이나 그것을 돈으로 사서 먹는 사람
이나 별반 다를 바 없다. 여전히 땅속에서 물이 펑펑 쏟아질 것으
로 생각하는 착각 속에 살고 있기 때문이다.

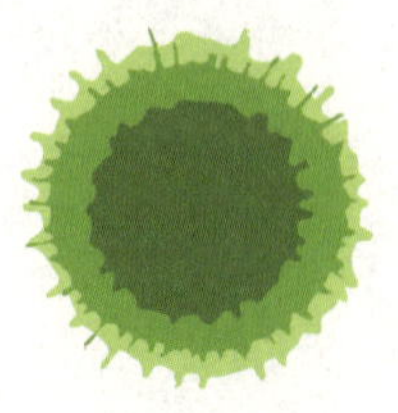

역삼투압 방식 정수기의
추악한 진실

방사능까지 걸러준다는 역삼투압 방식의 정수기. 광고만 본다면 조금도 손색이 없는 제품임에는 틀림없다. 다양한 문제점을 갖고 있으면서도 여전히 정수기 시장의 80%를 장악하고 있는 것을 보면 뭔가 대단한 마력이 있음은 분명하다. 따져보고 살펴보니 광고력과 언론 장악력이 그 원천이었다. 이 때문에 언론 홍보와 광고력으로 철저하게 무장된 역삼투압 방식의 정수기 시장은 누구도 깰 수 없는 철옹성이 되고 말았다.

언론들까지 길들여져 있다 보니 거짓을 세상에 드러내 놓기가 쉽지 않다. 설령 드러났다고 하더라도 이내 덧씌워지는 광고력은 국민들의 눈과 귀를 멀게 했다.

수돗물 불신이라는 위기감에 배를 불린 것도 모자라, 방사성물질까지 걸러낸다고 광고하는 역삼투압 방식의 정수기. 역삼투압 방식의 정수기의 문제는 알고 보면 심각하다. 다만 다양한 문제들이 국민들에게 제대로 잘 알려지지 않았을 뿐이다. 이제 제대로 한 번 따져보자.

90년대 초반 웅진코웨이가 역삼투압 방식을 도입한 이래 국내 정수기 시장은 줄곧 역삼투압 방식이 대세를 이루고 있다. 역삼투압 방식 정수기는 막 표면을 0.0001미크론(사람 머리카락 굵기 100분의 1)크기의 역삼투막을 이용해 물을 정수시키는 시스템을 장착한 정수기다.

이러한 시스템을 장착한 정수기는 수돗물을 최대로 미세한 구멍에 통과시켜 어떠한 불순물도 걸러내기 때문에 이물질이 전혀 없는 물이 생산된다. 즉 역삼투압 방식은 인위적으로 압력을 가해서 용매를 농도가 낮은 쪽으로 이동하게 만드는 방식을 적용하고 있다고 할 수 있다. 따라서 중금속, 발암물질, 세균, 바이러스 등 크기가 매우 작은 오염물질까지 걸러내는 능력을 가지고 있는 것은 부인할 수 없는 사실이다. 그러나 중금속 등을 포함한 이온성 물질에 대해 99%에 가까운 제거률을 보이는 역삼투압 방식 정수기의 물은, 미네랄 성분 등이 거의 제거됨으로 인해 증류수에 가까운 물이고, 산성화(pH5.5)돼 마시는 물로는 적절하지 않은 산성수라 할 수 있다.

하지만 여전히 이해되지 않는 것은 이처럼 역삼투압 방식의 정수기 물이 산성임에도, 정부가 산성식품과 산성비의 위험성은 강조하면서도 이를 간과하고 있다는 것이다. 더욱이 정부 스스로가 음용수 수질기준에 수소이온농도를 5.8부터 8.5까지 정해놓고 있으면서도 이 수치에 적합하지 못한 정수기 물(초기 pH5~5.5 정도에 불과한 산성수, 현재는 pH농도가 다소 올라간 상태이긴 하지만 여전히 산성수이다)은 그대로 방치해 왔다.

결국 진실은 묻히고 거짓이 시장을 장악하는 기이한 현실을 우리는 20여 년 째 경험하고 있다. 어쩌면 몸에 이로울 것이 없는 물을 우리는 최고의 물인 양 건강을 위해 마셔온 셈이다. 이런 사실은 관련 회사들의 대대적인 지상파, 공중파 광고로 인해 매번 묻히면서 국민들은 광고만 보고 정수기를 구입하는 현실이 됐다. 마치 디자인이 번지르르 하면 물도 최고인 것인 양 착각 속에서 정수기를 구입해 산성수를 마시고 있는 것이다.

미네랄이 없는 산성수를 마시는 것이 건강에 해롭다는 것은 정부가 분명히 인정해야 한다. 전문가들이 산성수의 오랜 기간 음용은 건강을 해칠 수 있다는 경고를 하고 있지만 여전히 역삼투압 방식의 정수기는 시장에서 건재하고 있다. 이것은 정부의 무지에서 비롯된 것이라고 밖에 단정하지 않을 수 없다.

전문가들은 정수기가 공급 된지 20여년이 넘었고, 실제 산성수를 마시는 국민들이 엄청난 숫자임을 감한할 때 보건복지부가 조사하는 국민영양조사 등을 이용해 산성수 음용의 현실을 한번쯤 파악해볼 필요가 있다고 주장한다. 역삼투압 방식의 또 다른 단점은 에너지 낭비와 물 낭비다. 현재 국내서 가장 많이 보급돼 있는 정수기가 역삼투압 방식이라고 볼 때 정수기가 안고 있는 에너지 낭비와 물 낭비의 주범이 역삼투압 방식의 정수기라고 봐야 한다.

역삼투압 방식의 정수기에서 물 2리터를 생산하기 위해서는 7리터의 물을 버려야 한다. 전기료 비교를 해보니 역삼투압 방식의 정수기는 수돗물에 비해 308배의 온실가스를 배출하는 셈이라고 한다. 결국 역삼투압 정수기가 많이 보급되면 보급 될수록 정부가 추진하고 있는 녹색 생활실천을 저해하는 요소가 되는 셈이다. 동시에 정부정책에 반하는 결과가 된다는 사실을 눈여겨 볼 필요가 있다.

 90년대 음용수 시장을 놓고 최대의 결전을 벌이기도 했던 생수 업체들이 역삼투압 방식 정수기의 이러한 단점을 부각시키면서 시장 점령에 나서기도 했다. 하지만 역삼투압 방식 정수기 회사들은 이 같은 단점은 뒤로하고 오로지 '깨끗한 물', '안전한 물', '깐깐한 물'이라는 카피 등을 앞세운 지상, 공중파 광고 등을 통해 시장 공략에 더욱 몰입했다.

 그리고 대대적인 광고에도 일부에서 역삼투압 방식 정수기에 대한 불신이 좀처럼 수그러들지 않자, 뒤이어 역삼투압 방식 정수기 회사들은 "물을 통해 흡수되는 미네랄의 양은 미미하고, 대부분 음식물을 통해 섭취되기 때문에 문제될 것이 없다"는 입장을 내놓기까지 했다. 결국 증류수에 가까운 물이고 산성화돼 마시는 물로는 적절하지 않다는 역삼투압 방식의 정수기에 대한 단점은 오히려 관련 회사들의 대대적인 지상, 공중파 광고로 인해 희석되고 말았다.

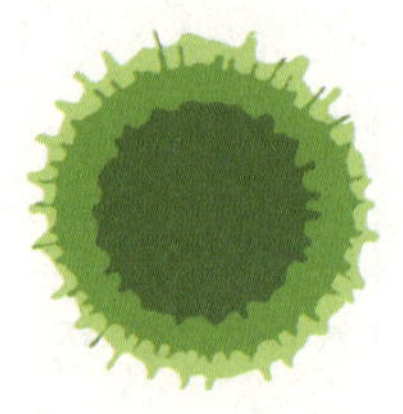

중공사막 방식 정수기의
반격과 실패

미네랄이 없는 역삼투압 방식의 정수기 단점을 보완했다며 정수기 시장에 등장한 것이 중공사막 방식을 도입한 정수기들이다. 중공사막 방식은 미국 아미콘에서 고분자 플라스틱 원료로 비대칭 구조의 멤브레인을 모듈화하면서 실용화됐다. 처음에는 인공신장 혈액투석기용으로 사용됐으며 0.001~0.01미크론(사람 머리카락 굵기의 1만 분의 1에서 10만 분의 1)의 기공을 가진 막을 적용한다.

중공사막 방식 정수기의 등장은 역삼투압 방식 정수기의 단점을 보완한 '미네랄이 살아 있는 물'이라고 강조하며 차별화를 시도했다. 중공사막 방식은 미세한 구멍이 뚫려있는 실인 '중공사'를 이용하기 때문에 세균, 대장균, 미생물 등 대부분의 유해성분을 걸러낼 수 있는 장치라는 평가를 받았다.

이러한 중공사막 방식의 정수기를 내세워 시장에 뛰어든 대표적인 기업이 정수기 시장에서 1년여를 버티다 정수기 사업을 완전히 접는 수모를 당한 코오롱이다. 코오롱은 2000년 중공사막 방식의 정수기를 들고 나와 역삼투압 방식의 대표적 주자인 웅진코웨이의 아성에 정면으로 도전했다. 역삼투압 방식의 정수기 시장을 공략하기 위해 '웬만한 중금속과 화학물질은 걸러진 상태의 수돗물로 공급되기 때문에 원수만 깨끗하다면' 미네랄은 통과시키면서 세균은 걸러주는 중공사막 방식이 이상적인 정수 방식이라며 역삼투압 정수기를 압박하고 나섰다.

코오롱은 당시 "(역삼투압 방식의)증류수에 가까운 깨끗한 물보다는 (중공사막 방식의)미네랄이 살아 숨 쉬는 살아 있는 물을 마셔야 한다.", "미네랄까지 모두 걸러버리는 역삼투압 방식으로 정수한 물은 '죽은 물'이고 중공사막 방식으로 정수한 물은 '살아 있는 물'이다." 등 거센 광고전을 벌였다. 그러나 이상하게도 중공사막 방식 정수기 업체들의 주장은 소비자들에게 좀처럼 먹혀들지 않았다. 결국 중공사막 방식 정수기를 내세운 코오롱은 시장에서 철수하고 말았다.

시간이 지나 중공사막 방식 정수기 업계관계자들은 완패의 가장 큰 이유가 마케팅 능력이 부족했기 때문이라고 분석하고 있다. 정확히 말해 물의 질보다는 역삼투압 방식 정수기 회사들의 막강한 광고력과 판매조직에 참패를 당했다는 것이다.

이때만 해도 역삼투압 방식 정수기 회사들은 네트워크마케팅(다단계 마케팅)과 유사한 판매조직을 통해 국내 시장의 70% 이상을 장악하고 있었다. 당시 역삼투압 정수기 제조사 측들은 "중공사막에 박테리아나 바이러스가 기생할 수 있으며 중금속이나 석회성분을 걸러내는 데 약점이 있다"며 중공사막정수기를 공격했다. 결국 역삼투압 방식 정수기 제조사들의 역공으로 중공사막 방식의 정수기 회사들이 고전을 겪다 못해 스스로 문을 닫는 결과로 이어졌다. 이는 역삼투압 방식의 정수기 단점을 부각시켰지만 중공사막 정수기 회사들의 마케팅 능력이 소비자의 패턴을 쉽게 돌려놓지 못했다는 것을 반증한다.

당시 국내 정수기 시장의 70% 이상을 점유하고 있던 역삼투압 방식의 정수기 회사들의 새로운 마케팅 전략과 대대적인 지상, 공중파 광고의 위력은 대단했다.

역삼투압 방식 정수기 회사들은 항상 한발 앞서 갔다. 누군가 치고 들어오면 다양한 방법으로 그들의 공격에 대응했다. 자신들의 치부를 드러내지 않기 위해서는 당연한 것이었다.

이런 마케팅은 주효했고, 물의 질과는 별반 관계없이 정수기 판매고를 올리는 결과로 이어졌다.

웅진코웨이의 마케팅 능력이 강력해질 때마다 국민들의 슬픈 현실은 비례해 나타난다. 여전히 국민들은 진실을 깨우치지 못하고 있기 때문이다.

반면 교원L&C 웰스정수기의 경우는 랜털 방식의 판매기법과 역삼투압 방식의 단점을 우회적으로 공격하는 미네랄을 앞세우고, 중공사막 정수기의 단점을 첨단 필터로 개선한 정수기로 나온 지 5년여 만에 7만대가 판매되는 개가를 올리기도 했다.

이는 소비자의 패턴이 웰빙 분위기에 힘입어, 이왕이면 미네랄이 살아 있는 건강한 물 쪽으로 선회하고 있음을 반증한다.

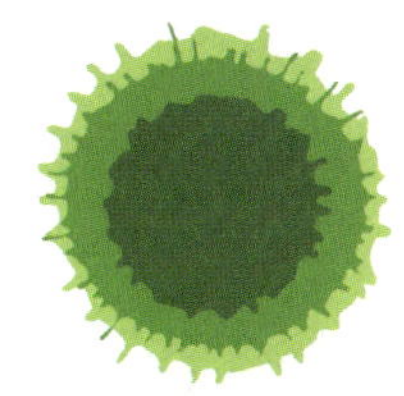

의료용 물질생성기가
정수기 행세까지 하다

이런 와중에 알칼리 이온수기라는 이름을 달고 먹는 물 시장에 등장한 것이 의료용 물질생성기다. 알칼리 이온수기는 강알칼리수를 생산하는 의료기기로 허가를 받았다. 때문에 정수기가 아님에도 많은 업체들은 의료기기보다는 정수기에 초점을 맞춰 판매에 열을 올리고 있다.

알칼리 이온수기는 '의료기기법과 의료기기허가 등에 관한 규정, 의료기기 품목 및 품목별 등급에 관한 규정, 의료기기 기술문서 등 심사에 관한 규정'등에 의해 관리되고 있다.

알칼리 이온수기는 의료기기품목 및 품목별 등급에 관한 규정(식약청고시 제2005-17호)과 의료용 물질생성기 기술문서 해설서(기술문서 해설서 시리즈 No. 56)에서 '의료용 물질생성기기는 물을 전기분해해 알칼리수를 생성하는 기구로서 음용으로 위산의 중화에 사용하는 기구'로 정의돼 있어 정수기와 같이 먹는 물 장치가 아니다. 그럼에도 업자들은 정수기처럼 판매하고 있어 그 위험성을 배가시키고 있는 것이다.

(사)한국소비생활연구원 소비자정책연구팀은 "검사방법을 고려하면 이온수기는 먹는 물로서의 기구가 아님을 알 수 있다"고 규정했다. 그 이유는 알칼리 이온수기는 식약청고시에 따라 생성물질항목으로서 이온수(표준수로 통상의 사용상태 'pH조정스위치'에서 pH값이 최소 9.0이상일 것)시험과 함께, 생성물의 안전시험(수돗물 또는 합성된 표준물을 정상 조건에서 전해한 후 생성된 알칼리수에 대해 납을 포함한 13개 항목)을 검사하고 식품공전에 의한 용출시험을 규정하고 있기 때문이다.

그런데 문제는 이들 이온수기의 상당수가 의료용 물질생성기의 사용목적은 물론 '의사 또는 약사와 상담 후 마셔야 한다'는 등 허가목적에 적합한 중요한 공지사항을 의도적으로 감추며(거의 찾아보기 어렵게 작게 표시) 소비자들이 마치 먹는 물과 같이 매일 마시는 물로 잘못 인식할 수 있도록 유도하고 있다는 사실이다.

이러한 편법으로 알칼리 이온수기가 의료기기로 등록되어 있다는 사실을 알고 있는 소비자는 전체 사용자의 약 20% 정도에 불과하다. 많은 사람들이 알칼리 이온수기를 사용하면서 '의사 또는 약사와 상담 후' 마시는 사람이 없다는 것이 이를 잘 입증하고 있다.

판매 회사들은 이런 점을 잘 알면서도 마치 의료용 물질생성기가 기존의 정수기보다 성능이 뛰어난 신개념 정수기인 것처럼 허위 홍보에 열을 올려왔다. 그래서 상당수의 알칼리 이온수기들은 현재까지도 정수기처럼 팔려나가고 있어 국민들은 역삼투압 방식의 산성수에 이어 pH9.2~9.8의 강알칼리수 음용에까지 무방비로 노출돼 있다.

참으로 어이없게도 산성수를 마시는 것도 모자라 강알칼리수까지 마시게 하고 있으니 국민의 위장이 제대로 견뎌낼 수 있을지 의문이다.

이런 문제가 지속적으로 나타나자 한국소비생활연구원 소비자정책연구팀은 "의료용 물질생성기는 정수기능이 있는 의료용 물질생성기기라고 할 수는 있어도 정수기 개념으로 볼 수는 없다"고 못 박았다.

소비자들의 안전성을 확보하고 허위, 과장광고로 인한 피해를 예방하기 위해서는 무엇보다도 먹는 물을 관장하는 주무부처인 환경부와, 의료용 물질생성기인 알칼리 이온수기를 관장하는 식약청에서 위산중화와 같은 의료용 목적으로 허가된 알칼리 이온수기의 정의와 사용목적, 관련 법 적용을 명확히 설정하고 이를 국민들에게 적극적으로 홍보해야 한다.

많은 전문가들이 반드시 의사와 상담 후 알칼리 이온수기를 사용하도록 함으로써 이를 제대로 인지하지 못하는 어린이나 노약자가 먹는 물로 상시 음용하는 일이 없도록 사전적 예방활동을 강화해야 한다고 지적한다. 또한 알칼리 이온수기와 관련 과대, 과장광고 등으로 소비자를 현혹시키는 경우에는 철저한 규제를 해야 할 것이라고 주문했다.

물 전문가들은 소비자들을 향해서도 '이온수는 위산중화 등에 사용하는 의료용물질이지 정수기니 먹는 샘물과 같이 먹는 물이 아니다'라는 사실을 분명히 인지하라고 당부했다. 따라서 소비자들도 내가 어떤 물을 마실 것인지에 대해 충분한 검토와 철저하게 정수 방식을 따져야 한다.

문제는 식약청이 이렇게 소비자들을 현혹해 판매하고 있음에도 이에 대한 단속을 제대로 펼치지 못하고 있다는 점이다. 만약 이온수기가 위험성이 없다면 굳이 의료기기로 허가할 필요가 없다. 식약청이 의료기기로 허가한 것은, 그만큼 위험성이 있는 것을 의미함에도 미온적 대처로 일관해 오고 있다. 따라서 식약청이 강알칼리를 생산하는 알칼리 이온수기의 이온수 효능을 공식 인정하고 이를 표기하거나 광고 등에 허용하려면 먼저 '의료기기용도 이외의 목적으로 판매해서는 안 된다'는 것을 명문화해야 한다.

WHO의 먹는 물 pH농도 해설서에는 pH10~12.5의 물 음용 시 위장 내 자극이 발생할 수도 있고, pH11이상에서는 피부 접촉 시 안구 자극, 피부악화 등을 유발할 수 있다며 주의를 당부하고 있다.

환경부 스스로도 강알칼리수를 습관적으로 마시다가 근육통을 호소한 소비자가 있었다며 정수기 물을 먹듯 의료물질생성기에서 나오는 물을 계속 마시면 건강에 해로울 수 있다고 지적하고 있다. 식약청 역시도 허가된 알칼리 이온수기의 알칼리수 pH가 9.2~9.8(개정 전 8.5~10.0)의 강알칼리수이기 때문에 WHO 기준 및 환경부의 '먹는 물 기준'보다 pH농도가 높아 음용 시 위장 내 자극 등이 발생할 수 있어 의사와 상담하는 등 더욱 주의를 요한다고 밝혔다.

정수기와 의료용 물질생성기는 관리 주체(정수기는 환경부, 이온수기는 식약청)도 다르고 pH기준도 다르다.

정수기는 '먹는 물 수질기준'에 따라 pH5.8~8.5를 유지해야하며, 까다로운 위생과 품질검사를 통해 반드시 '물 마크'를 받아야 한다. 즉 '물 마크'가 없는 것은 정수기라 할 수 없다.

반면 의료용 물질생성기는 pH가 9.2~9.8이기 때문에 일반인이 음용하기에는 위험성이 있어 의료기기로 관리하고 있는 것이다. 때문에 현재 시중에 판매되고 있는 이온수기(의료용 물질생성기)의 대부분은 의료기기라는 것 때문에 '물 마크'를 사용하지 못하고 있다.

이런 가운데 또 하나 잘못된 결정이 나왔다. 식약청이 알칼리 이온수기 관리 개선 방안을 마련해 알칼리 이온수기에 '위장증상(만성설사, 소화불량, 위장 내 이상발효, 위산과다) 개선에 도움이 된다'는 광고 표시를 허용해 버린 점이다.

물론 사용상 주의사항에 '의약품을 알칼리 이온수와 병행하여 음용하지 말 것', '처음 음용 시 의사와 상담할 것', '계속 음용해도 위장증상 개선이 보이지 않는 경우 음용을 중지하고 의사와 상담할 것' 등을 반드시 게재토록 했다. 하지만 업자들이 자기들에게 불리한 정보를 옳게 표시하겠는가. 불리한 정보는 최대한 작게 표시하고 마치 병을 고치는 정수기인양 유리한 부분만 커다랗게 광고하는 폐단을 낳았다.

사용상 주의사항 표기에서도 알 수 있듯이 '위장증상 개선이 보이지 않는 경우'라는 표현은 일반적인 정수기 물이 아닌 특정인들의 위산 중화에 사용하는 기구라는 것을 입증하는 것이라 할 수 있다. 따라서 식약청은 이제라도 '의료기기법 제23조 제1항 내지 제2항의 규정'을 적용, 소비자를 현혹해 정수기처럼 판매하는 지금의 판매 방식을 당장 전면 중단시켜야 한다.

이를 방치하는 것은 당국이 업체를 봐주는 형식이 돼 오히려 법을 지키는 업체만 손해를 보는 꼴이 된다.

아무리 생각해도 정수기는 정수기대로, 의료기기는 의료기기 대로 각각의 사용목적과 관리기준이 있음에도, 의료기기를 관장 하는 식약청이 갈팡질팡하는 것은 이해가 안 된다.

환경부가 정수기와 알칼리 이온수기능이 합쳐진 복합기기이 온수 제품의 토출구를 하나가 아닌 2개로 해야 한다고 할 때도 식 약청은 모호한 입장을 견지해 국민의 건강을 도외시 했다는 지적 을 받은바 있다.

한국소비생활연구원이 이온수기 업체의 광고내용을 모니터링 한 결과, 과학적으로 입증되지 않는 내용의 허위, 과대, 과장광고 가 난립하고 있어 소비자들을 혼동에 빠뜨리고 있다고 지적했다.

이런 가운데 초기(2005년 2월) 식약청은 '음용의 알칼리수 생성' 으로만 허가받은 '알칼리수생성이온수기'에서 생성된 '알칼리수' 를 음용하면 마치 만병이 치료되는 것처럼 거짓·과대광고를 한 데 대해, 35개 업소(35개 제품)를 적발, 행정처분 및 고발 조치한 바 있다. 하지만 그 이후에도 의료기기인 알칼리 이온수기가 먹는 물 로서 시장에 정수기처럼 유통되면서 허위 과장광고 횟수는 줄어 들지 않았다.

식약청이 2008년 8월 23일 한나라당 안형환 의원에게 제출 한 '최근 3년간 의료용 물질생성기 허위과장광고 자료'에 따르면 2005년부터 2008년 7월까지 61건이 적발됐지만 경찰에 고발 및 수사의뢰한 경우는 17건에 불과했다. 특히 의료용 물질생성기 허 위과장광고는 2005년부터 평균 15건이 적발됐지만 식약청은 미 미한 고발과 행정처분을 취한 것을 제외하고는 대부분 해당지역 보건소에 적발사실을 통보하는데 그쳤다.

  역삼투압 정수기가
사람잡는다

안형환 의원은 이런 원인으로 현행 의료기기법에 '3년 이하의 징역이나 1,000만원 이하의 벌금'을 내도록 하는 고발 및 수사의 뢰를 병행해야 하지만, 식약청의 처벌이 일시적 업무정지인 행정 처분에 의존하고 있기 때문이라고 지적했다.

문제의 업체들은 이온수기는 먹는 물인 정수기가 아닌 의료용 물질생성기로 허가 받았음에도 마치 정수기인양 수익 창출을 위해 일간지, 인터넷 홈페이지 등에 자사제품이 성인병, 비만, 암 등에 효과가 있다고 허위과장광고까지 해온 것으로 드러났다.

그러나 의료용 물질생성기인 이온수기는 현재 시중에 먹는 물로서 판매되고 있으며, 급격히 성장하고 있는 추세여서, 국민 건강 보호에도 심각한 문제를 양산시키고 있다.

미국식품의약국(FDA)이나 일본 후생성에서도 '알칼리 이온수는 먹는 물 목적으로 허가된 사실'이 없다. 물론 식약청에서도 '의료용 물질생성기는 정수기능이 있는 의료용 물질생성기기라고 할 수는 있어도 정수기 개념으로 볼 수는 없다'는 유권해석을 내린바 있다. 그리고 '일반 가전기기와 달리 사용상 주의사항과 사용방법을 잘 숙지한 후 사용해야 한다'며 이온수기 사용 시 주의사항을 발표했다. 그러나 정작 이를 지켜야 할 업자들이 지키지 않으니 결국 고양이에게 생선가게를 맡긴 셈이 됐다.

식약청은 일단 소비자들에게 다음과 같은 권고는 하고 있다.

● 처음 알칼리 이온수를 마실 때는 pH범위가 중성(pH7)에 가까운 범위에서부터 소량을 마신다. 몸에 이상이 없을 경우 점차 pH단계를 높이고, 양을 늘려 마시는 것이 바람직하다

이러한 권고 사항이 소비자들에게 얼마나 알려지고 피해를 예방할 수 있는지 그 효과에 대해서는 알 수 없지만 말이다.

식약청은 2007년 11월 19일 이 문제와 관련 '의료기기 품목 및 품목별 등급에 관한 규정 개정(안)'을 입법예고 하고, 이온수기는 기존 '의료용 물질생성기'에서 '알칼리 이온수기'로 품목을 재분류했다. [6]

---

6) 이 재분류로 업자들은 껄끄러운 '의료용 물질생성기'라는 명칭에서 벗어나 '알칼리 이온수기'라는 누구나 정수기로 오인할 만큼 호의적인 이름을 얻었다. 이렇게 더욱더 정수기로 속이고 팔아먹을 구실을 식약청에서 준 것이니 업자들이 가일층 판매에 열을 올린 것은 당연하다.

 역삼투압 정수기가
사람잡는다

또 '제품에 대한 정의'도 기존 '물을 전기 분해해 의료용 물질을 생성하는 기구', 'pH8.5를 초과하는 알칼리수를 생성하는 기구'에서 '먹는 물인 수돗물을 전기분해해 위장중상 개선에 도움이 되는 pH를 8.5~10.0까지의 알칼리 이온수를 생성하는 기구'로 바꿨다.(그 후 다시 개정되어 현재는 pH9.2~9.8까지이다.)7)

단서 조항으로는 '의사 또는 약사와 상담 후 마셔야 한다'는 등 허가목적에 적합한 중요한 공지사항을 표기해야 한다는 것이었다.

이러한 개정으로 문제가 생겼다. 당시 환경부의 '먹는 물 수질 기준'은 pH5.8~8.5이었다. 이 점을 감안한다면, 이온수기의 경우는 강알칼리성이라는 것 때문에 pH8.5~10.0까지가 아닌 적어도 pH8.6~10.0까지가 돼야 한다는 지적을 받았다.

환경부의 먹는 물 수질기준의 최고치인 pH8.5를 생각할 때 이온수기의 최저 수준이 pH8.5라는 것은 이온수기와 정수기 양쪽 다 적용돼 정수기로 판매해도 되는 물고를 터준 것이 아닌지 의구심이 가는 대목이었다.

결국 식약청이 'pH8.5~10.0까지의 알칼리 이온수를 생성하는 기구'로 규정한 것은, 환경부의 먹는 물 수질기준 pH5.8~8.5와는 별반 다를 것이 없게 pH수치를 개정함으로써, 마치 이온수기가 정수기인양 판매하는 결과를 초래했다는 의심을 지울 길 없다.

어쨌거나 그런 개정 후 희한한 일이 벌어졌다. 이온수기 업자들은 곧바로 식약청의 개정은 아랑곳 하지 않고 pH8.5 이하로 물을 생산할 수 있는 징치를 불법 부착했나. 식약청은 전혀 여기에

---

7) 하지만 이런 '눈 가리고 아웅'하는 식의 개정이 무슨 소용이 있겠는가. 업자들은 '제품에 대한 정의'는 아랑곳하지 않고 진작부터 기기를 변조해 pH를 낮추는 장치를 달고 정수기인양 팔아먹고 있다.

대해서는 단속을 하지 않았다.

의료기기와 관련해선 손잡이가 조금 바뀐 것까지도 문제 삼는 식약청이 허가기준이 아닌 'pH8.5'이하의 물을 생산하는 것을 눈감아주었던 것을 보면 아무리 생각해도 이해가 되지 않는다.

'pH8.5'이하의 물을 생산하는 것이 문제가 되지 않는다면 굳이 'pH8.5~10.0까지의 알칼리 이온수를 생성하는 기구'로 규정할 하등의 이유가 없는 것이다. 환경부로 넘겨 정수기로 허가받아 판매하도록 하면 되는 것이다. 이러함에도 식약청이 왜 이온수기를 의료기기로 관리하고 있는지 이 역시 풀리지 않는 수수께끼다.

어쨌든 식약청은 이온수기의 허위 과장 광고가 끊이지 않자 '알칼리 이온수기 관리 개선방안'을 마련했는데 이것 역시 헛발질이 되고 말았다.

2008년 4월, 식약청의 '허가를 얻어야 한다'는 단서를 붙여, 이온수기의 성능을 충족시키는 업체에 한해 소화불량 개선 등 4대 효능에 대해 광고를 허용하기로 한 것이다. 식약청의 이 같은 조치는 의료용기기로 분류되고 있는 이온수기에 대한 목적(효능)이 제대로 명시되지 않아 소비자들의 혼란을 부추기고 있다는 지적을 많자, 이를 다시 인정키로 한 것이다.[8]

그리고 이러한 '의료기기 품목 및 품목별 등급에 관한 규정 개정'은 식약청의 사전, 사후관리가 제대로 되지 않아 오히려 허위, 과장광고를 더 확산시키는 결과를 가져 왔다.

당시 정수기 전문가들은 알칼리 이온수의 효과 중 위장증상 개선효과만 인정한 것이 잘못돼 알칼리수가 마치 만병통치약인 양

---

8) 1990년대 말까지 알칼리수의 효능을 일부 인정해오다 이온수기에 대한 과대 · 허위 광고 문제가 불거지자 이를 금지시켰었다.

  역삼투압 정수기가
사람잡는다

그 효과를 과신할 가능성이 높다고 경고했었다.

안형환 의원도 정수기, 이온수기 등 의료용 물질생성기의 허위과장광고 횟수는 크게 늘고 있지만 처벌은 상대적으로 미흡하다며, 허위과장광고에 대한 당국의 처벌은 솜방망이에 불과한 만큼 식약청은 행정처분뿐 아니라 적발 회사들에 대한 무거운 처벌과 엄격한 사전, 사후관리를 해야 한다고 지적했었다.

이런 사실에 미뤄볼 때 식약청이 이온수기를 기존 '의료용 물질생성기'에서 '알칼리 이온수기'로 품목을 재분류한 것은 이온수기에 대해 고삐를 풀어주는 것으로, 결국 적당한 시기에 의료기기로 허가된 이온수기를 정수기로 전환시켜주려는 의도가 (사실과 관계없이)엿보였다.

이는 현재 이들 제품들이 의료기기 등의 저촉을 받고 있음에도 연일 정수기처럼 광고하고 판매해도 전혀 제동을 걸지 않고 있는 것이 잘 입증하고 있다.

식약청은 이러한 의문에 대하여 국민들에게 납득이 가도록 밝혀야 한다.

다행히 이러한 꾸준한 지적이 이어지자 우연의 일치인지는 몰라도, 아니면 이런 문제를 식약청이 감지했는지 얼마 후 식약청은 조용하게 이온수기 규정을 바꿔 pH를 당초 8.5~10.0까지에서 9.2~9.8(pH9.5±0.3)로 변경 조치했다.

사실 알칼리 이온수기는 일반 정수기와 달리 의료기기로 분류돼 엄격한 제한을 받아야 했다. 그러나 식약청이 이온수기에 대해 4가지 위장증상 개선에 효능이 있다는 표시 및 광고를 허용하자 이온수기 업체들은 기존의 의료용품이란 시각을 탈피해 건강에 좋은 일상생활용품으로 알릴 수 있는 호기로 잡고 변신을 시도했다. 식약청의 조치가 혹 떼려다 오히려 혹을 붙인 꼴이 되고 만 것이다.

이러한 일련의 현상으로 볼 때 결국 식약청이 품목을 재분류하기에 앞서 의료기기로서의 분류에 따라 엄격한 제한을 통한 사전, 사후 관리를 제대로만 했다면 관련 업체들의 허위과장광고는 엄두도 못 냈을 것이라는 지적이 지배적이다.

즉 허가는 의료기기로 해놓고도 업체들이 정수기인 것처럼 판매해도 아무런 제동을 걸지 않았기 때문에 식약청 스스로가 허위, 과장광고를 양산시키고도 처벌은 솜방망이로 끝내 결과적으로 직무를 유기했다는 지적을 면키 어려운 것이다.

필자는 이러한 조사를 하면서 경악하지 않을 수 없었다. 다시 정리하자면, 산성수도 모자라 강알칼리수를 국민들이 누구의 통제도 없이 마시고 있는 것이다. 아무리 생각해도 도저히 이해되지 않는 일이었다.

이온수기에서 나오는 물은 pH개념으로 본다면 pH9.2이상의 강알칼리로 일반인이 장복하는 것은 매우 위험하다. 특정 환자에게만 적용돼야 할 것인데 아무런 제약 없이 판매되는 작금의 현실이 너무도 황당하다. 탁상공론의 전형적인 국민 건강 내팽개치기인 것이다.

식약청이 이온수기 이용 시의 주의사항이나 일반인의 장복에 따른 위험성을 공지하는 등 나름대로의 조치를 취했다지만 이상하리만큼 업자들에게는 전혀 먹혀들지 않았다.

급기야 한술 더 떠 식약청이 소화불량, 만성설사, 장내이상발효, 위산과다라는 표시를 광고에 할 수 있도록 열어 놓으니 업자들이 식약청을 농락했다는 것도 알 수 있었다.

업자들은 오히려 광고를 하면서 이를 교묘히 이용해 사용상의 주의사항과 사용방법을 터부시하고 4대 질병에 대한 효과만 내세워 이온수기를 정수기처럼 팔기 시작했던 것이다.

이온수기의 주의사항은 매우 중요한 사안이었지만 업자들의 광고에서는 철저히 무시당했다. 그러다보니 자연히 국민들도 모를 수밖에 없었다.

산성수도 모자라 강알칼리 물을 정상적인 국민들이 매일 같이 마시고 있는데 이를 방관하는 정부는 무엇을 하고 있는지 한심하기만 하다.

다행히 한국소비생활연구원 등 여러 단체에서 자꾸만 문제점을 지적하자 미력하나마 정부의 움직임이 보이기 시작했다. 식약청이 '알칼리 이온수기'의 사용목적 이외의 허위광고에 대한 피해를 막기 위한 대국민 홍보에 나서기 시작한 것이다.

식약청은 '알칼리 이온수기'는 의료기기로서, 먹는 샘물·정수기 물과 같은 물이 아니므로 사용상의 주의사항과 사용방법을 정확히 알고 사용할 것을 당부했다. 하지만 식약청의 노력이 업계에 전혀 먹혀들지 못하는 공염불이 되고 있다.

식약청의 조치 후 시내 한 이온수기 매장에 들렀을 때 들은 충격적인 점원의 안내 멘트다. 매장을 둘러보고 있는데 한 점원이 가까이 다가와서 말을 건넸다.

"손님! 정수기 찾으세요?"

그는 다짜고짜 정수기라는 말을 내뱉었다.

“예! 그런데 알칼리수 나오는 정수기 좀 보러 왔습니다.”

“아 예! 아주 좋은 신상품 많이 나와 있습니다. 이쪽으로 오시죠.”

점원이 안내하는 코너에는 신상품으로 보이는 이온수기들이 잘 진열돼 있었다.

필자는 점원에게 자신은 정수기에 대해 잘 모르는 사람이니 충분한 설명을 해달라고 부탁했다. 필자의 말이 끝나기도 전에 점원의 유창한 제품 설명은 시작했다.

예상했던 대로 4대 질병은 물론이고, 정수기보다 더 획기적인 제품임을 스스럼없이 자랑했다. 마치 그 점원이 지목한 이온수기를 사면 금방이라도 병이 나을 것 같은 착각에 빠질 정도였다.

세상에 둘도 없는 물이 나온다는 사탕발림도 모자라 특별 할인까지 해준다며 한 대 구입할 것을 재촉했다. 듣고 있자니 한심하다는 생각이 든 필자가 물었다.

“여기서 나오는 물 아무나 먹어도 되나요?”

“그럼요. 알칼리수라 누구나 먹을 수 있는 거예요.”

점원은 이온수기 진열장 밑에 있던 신문광고 하나를 꺼내 보였다.

한 일간지 광고에는 소화불량, 만성설사, 장내이상발효, 위산과다에 특효가 있다는 글자가 대문짝만하게 쓰여 있었다.

“이것보세요, 이 물이 위장병에 좋다는 광고까지 하잖아요.”

참으로 뻔뻔했다. 이온수기에 대해 아는 사람은 몰라도 그렇지 못한 사람들은 누구라도 속아 넘어 갈 상술의 극치였다.

그 어디에도 ‘의사 또는 약사와 상담 후 마셔야 한다’는 공지사항은 보이지 않았다.

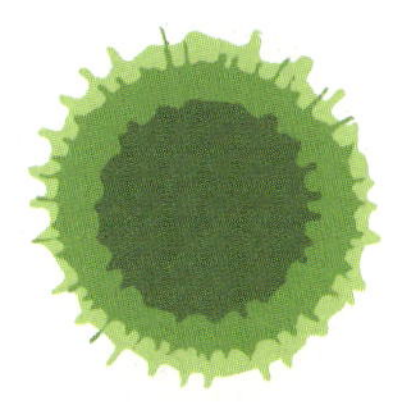

국민 건강은 도외시한
저수조 기술 논쟁

2011년 정수기 시장에는 난데없는 기술논쟁이 벌어졌다. 산성수의 진실을 놓고 코오롱과 웅진코웨이가 벌였던 수질논쟁 후 다시 기술논쟁이 벌어진 것이다. 2012년 7월 현재까지도 여진이 남아 있는 LG전자와 웅진코웨이가 기술력을 놓고 벌인 한판 승부는 쉽게 보아 넘길 일이 아니다.

언뜻 보기에는 단순한 기술논쟁 같지만 이는 국민 건강에 심대한 영향을 미칠 수 있는 중요한 문제임에는 분명하다. 그러나 국민들의 눈에는 건강과 직결된 문제보다는 관련 기업들의 논쟁만 보일 뿐이다.

정수기 시장의 절대 강자 웅진코웨이와, 점유률 2% 미만인 후발 신생주자 LG와의 기술력 논쟁은 계란으로 바위치기겠지만 국민들의 눈은 안전성과 위생적인 문제에 고정시켜 볼 필요가 있다. 이 싸움 역시 어떤 문제가 국민 건강에 악영향을 줄 수 있는

지를 밝히지 못하고 수면 아래로 가라앉을 가능성이 농후하기 때문이다.

이번 논쟁은 LG 측이 TV광고를 통해서 먼저 촉발시켰다. LG전자는 웅진 측을 겨냥해 약품살균 및 플라스틱 수조 제품의 불안전성을 홍보하는 비교 광고를 내보냈다.

'플라스틱 수조로 받은 물은 먹는 물이 아니라 씻는 물입니다'라는 LG 정수기의 광고에 대해 웅진코웨이는 자사 제품을 비방하는 내용이라며 공정거래위원회에 제소로 반격했다.

양측의 논쟁을 가만히 보면 살균 횟수에 따른 수조위생이 중심에 있다.

LG전자는 스테인리스 수조의 경우 플라스틱수조와 달리 '휘발성 유기화합물이 없어 환경 호르몬 걱정이 없고, 물때나 세균의 번식도 어려워 훨씬 위생적이라는 점'을 강조하고 있다. 반면 웅진코웨이 정수기는 살균횟수에 중점을 두고 있다. '전기분해 살균수가 5일에 한 번씩 자동으로 살균한다'는 것이다.

이런 논쟁은 현재 LG전자 정수기는 스테인리스 저수조를 사용하는 반면 웅진은 플라스틱 저수조를 사용하고 있는데서 비롯됐다.

그런데 양측의 주장이 세균발생 측면에서 상반된 주장을 하고 있다. 웅진코웨이 측은 '2개월에 한번 꼴인 약품 살균과 플라스틱 수조형 제품이 살균 없는 전기분해 방식과 스테인레스 수조보다 안전하다는 점이 임상실험을 통해 수차례 확인됐다'고 주장한다. 그러나 LG전자 측은 '상온에서 플라스틱 수조의 세균 발생이 스테인레스의 3배 이상임이 실험으로 확인됐다'며 자사 제품의 우수성을 강조하고 있다.

양측의 주장으로 볼 때 모두 문제가 있거나, 어느 한쪽에 심각한 문제가 있음은 분명하다. 이는 양측의 논쟁에서 심심찮게 환경 호르몬, 물때, 세균 번식이라는 용어들이 약방의 감초처럼 오르내리고 있기 때문이다.

정수기가 헬스케어 가전으로서 소비자들의 선택을 받으려면 제품의 위생을 강화해 깨끗하고 건강한 물맛을 제공하는 것이 최우선이 돼야한다. 마케팅과 광고에 대한 논란을 하기보다는 소비자 관점에서 불안 심리를 제거하는데 먼저 신경을 기우려야 한다는 것이다. 하지만 양사의 논쟁은 웅진코웨이에게는 제품에 대한 자신감 부족, LG전자 측에는 선두 업체를 흠집 내는 감성형 노이즈 마케팅으로 비쳐지고 있다.

이것이 과연 국민 건강을 가장 먼저 생각해야 하는 정수기 회사들인지 이해가 안 될 뿐이다.

필자의 견해로는 정수된 물이 담기는 용기의 안전성을 얘기 할 것이 아니라 정수되는 물의 건강성을 얘기해야 할 것이다. 두 회사 모두 역삼투압 방식의 정수기이다. 먹어서는 안 되는 물인데 이것을 담는 용기가 스테인리스 저수조든 플라스틱 저수조든 무슨 상관이겠는가?

두 회사는 제대로 된 물을 생산하는 것이 급선무이다.

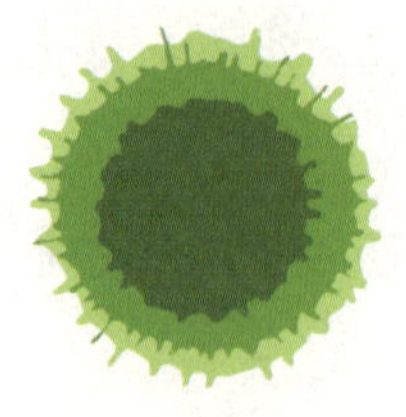

방사능 마케팅의
얄팍한 상술

2011년 3월 11일 일본 북부 이와테현 미야코는 순식간에 '쓰나미'로 초토화가 됐다. 우리는 자연의 무서움을 생중계를 보듯 TV를 지켜보았다. "이럴 수가!"를 연발하면서도 남의나라 일인지라 그저 안타까울 따름이었다. 하지만 정수기 회사 연구소는 바쁘게 돌아가고 있었다. 각사마다 내로라하는 물 연구가들과 마케팅 전문가들이 모여 앉았다.

그들은 일본의 처참한 모습을 그저 지켜보고 있는 것이 아니었다. 뭔가 잡힐 듯이 가까이 와 있는 대박의 기회를 잡기 위해 골몰하는 눈치였다. 한 건 하기 좋은 뭔가가 있을 것이라 믿고 있는 기색이 역력했다.

지진과 쓰나미의 위력은 순식간에 원전사고로 이어졌다. 뒤 이어 전 세계는 일본 원전 방사능이 주는 공포의 도가니 속으로 빠져들었다. 더욱이 일본과 근접한 위치에 있는 우리나라로서는 절대 안심지역이 되지 못한다는 뉴스들이 쏟아져 나오기 시작했다. 국민들의 불안 심리가 춤추는 언론의 등줄기를 타고 갈팡질팡하는 순간 예상했던 작품이 나왔다.

가장 먼저 역삼투압 방식 정수기를 생산하는 웅진코웨이가 노이즈마케팅의 첨단이라고 할 수 있는 방사능마케팅을 앞세우고 전면에 나섰다. 기다렸다는 듯이 언론들이 맞장구를 쳤다. 국민들은 뭐가 뭔지 모른 채 고개를 한쪽으로 돌렸다. 그리고는 이내 마취된 듯 주머니를 열었다. 위험을 피해보겠다고 멀쩡한 정수기를 버리고 이들 회사의 제품을 선택했다.

수없이 속았으면서도 이번 역시 예외는 아니었다. 이 회사는 성공적인 방사능 마케팅으로 막대한 이익을 챙겼다. 하지만 기업은 배가 불렀을지 모르나 이런 상술에 지갑을 연 국민들을 일순간에 바보가 되어 버렸다. 이들 회사가 주장하는 내용들은 언뜻 보면 그럴 듯하다. 그러나 이는 수돗물의 불신을 부채질하고, 필터 문제를 간과하고 있었다. 알고 행한 행동이라면 국민을 두 번 바보로 만든 것이나 다름없다.

2011년 4월 20일 웅진코웨이는 4월 초 일본환경조사연구소와 공동으로 '정수기 필터의 물 속 방사성물질 제거시험'을 실시한 결과, RO멤브레인 필터가 세슘(Cs-134,137)은 95%, 요오드(I-131)는 99.4%를 제거했다고 밝혔다.

이 결과를 바탕으로 웅진코웨이는 자사 정수기에서 사용하는 역삼투압(RO) 멤브레인 필터가 원전 사고가 일어난 일본 후쿠시마현의 빗물 속 방사성 물질을 95% 이상 거를 수 있다며 대대적인 광고를 내보냈다. 국내 언론들도 이들 회사가 주장하는 내용을 근거로 웅진코웨의 제품이 방사성 물질을 걸러내는 유일한 정수기라고 치켜세웠다.

여기까지만 보면 문제 될 것이 없어 보인다. 그러나 이러한 수치적 개념의 결과가 소비자들에게는 오해의 소지를 낳았지만 누구도 알지 못했다. 즉 안전성은 묻어 버리고 방사성 오염물질을 '거르느냐, 못 거르느냐'의 문제만 앞세워 제품 홍보에 적용한 것이다.

결국 안전성 문제를 까마득히 모르는 국민들은 이들 정수기가 방사성 오염물질을 걸러주기 때문에 안전할 것이라는 착각에 빠져 제품을 구입하는 어처구니없는 결과를 낳고 말았다.

웅진코웨이가 주장하는 것처럼 역삼투압 정수기가 적용하고 있는 RO 멤브레인 필터를 사용할 경우 방사성 오염을 거의 제거한다고 인정해도 안전성은 담보하지 못한다. 이는 방사성 물질이 설사 걸러진다 하더라도, 한마디로 걸러진 필터는 방사성 폐기물이 되기 때문에 재사용 시에는 오히려 해가 될 수 있다는 사실이다.

한국원자력안전기술원 윤주용 박사는 역삼투압 방식의 정수기는 방사성 물질을 제거할 수 있지만 필터 교환 등 제대로 관리 할 때에만 가능하다고 꼬집었다.

교원L&C 기술연구소 측도 세슘과 요오드 등이 제거되더라도 완전히 소멸되는 것이 아니라 결국 필터에 남아 있게 된다며 이 과정에서 방사선이 방출될 수 있기 때문에 '제거'가 곧 '안전하다'는 의미는 아니라고 지적했다.

원자력 전문가들은 걸러진 방사성 물질(세슘, 요오드)이 필터에 남아 있을 경우 지속적으로 외부에 방사선을 방출할 수 있다고 경고했다. 필자는 이즈음 콘크리트로 감싸도 빠져나오는 것이 방사선인데 이것까지 막을 수는 없다는 기사를 연이어 내보냈다. 그리고는 이 경우 한번 사용하고 나면 필터를 곧바로 갈아야 이러한 문제가 해결될 것인데 웅진코웨이 측은 이 문제에 대해서는 전혀 언급을 하지 않았다고 지적했다. 또한, 역삼투압 방식이 세슘과 요오드 등의 물질을 걸러낸다 하더라도, 필터에서 완전히 제거되지 않는 한 집안이나 사무실에 방치된 상태가 오히려 더 위험할 수 있다는 우려도 제기했지만 업체는 별다른 해명이 없었다.

이는 방사성 물질을 걸러낸 필터는 바로 교체해야만 안전을 보장받을 수 있다고 볼 때, 매번 사용 후 곧바로 필터를 교체하는 것은 그 번거로움과 특히 필터 교체 비용면에서만 보더라도 현실적으로 불가능하기 때문이었다. 그럼에도 그저 '걸러낸다'는 데에만 초점을 맞춰 노이즈마케팅을 실시했고 어찌됐건 이 회사는 대박을 쳤다.

필자는 이처럼 정수기 필터에 남아 있는 방사성 물질에 대한 문제 해결 없이 단순히 방사성 물질을 걸러 낸다는 것에만 초점을 맞춰 마케팅을 펼친 것이, 과연 국민의 건강을 위한 일인지 자문자답해 보라고 업계에 촉구했다.

정확한 통계는 아니겠지만 이런 마케팅 광고 효과 때문인지 이들 업제들의 매출은 30% 이상 늘었다는 보도도 나왔다. 산술적으로 따진다면 이 수치만큼 다시 국민들이 속았다는 증거임에는 틀림없다.

전문가들의 이러한 지적을 종합해볼 때 방사성물질이 필터에 걸러져 남아 있는 상태에서 계속 사용하는 것이 오히려 해로울 수 있다는 사실을 이들 정수기 회사들은 알고도 감췄던 것이다. 그러나 이런 문제가 드러났음에도 국민들은 별반 관심을 갖지 않았다. 그 이유는 철저하게 기업의 광고력과 광고가 가진 언론 장악력이 국민들의 판단력까지 마비시켰기 때문이다.

　수돗물 불신이라는 네가티브 전략은 역삼투압 정수기가 오늘날 이처럼 성장한 근원적 바탕이 되었다. 웅진코웨이와 청호나이스가 펼쳤던 방사성 마케팅 역시 이의 연장선상에 있다.
　정수기가 처음 선보일 때나 지금이나 조금도 변하지 않았다. 어떻게든 물건만 팔고 보면 된다는 심보의 첨단을 보여주고 있음은 방사능 마케팅의 허구에서 다시 한 번 입증된 셈이다.
　우연의 일치일 수도 있다. 그러나 그들은 조그만 기회도 놓치지 않고 매출을 늘려 나갔다. 마치 일본에서 유출된 방사성 물질이 공기와 비를 타고 한반도에 내릴 경우 수돗물이 오염돼 결국 이를 국민들이 마시게 되면 암 등의 질병에 걸릴 것처럼 착각하도록 만들어 버린 것이다.
　과연 우리나라 수돗물이 이들 회사들과 일부 언론들이 조장하고 있는 위기감처럼 위험했느냐 따져보자. 결론은 '그렇지 않다'이다. 이는 전국의 광역상수도를 건설 · 관리하는 K-water가 전국의 수계별 대표 광역상수원 4개소와 대표 정수장 4개소에 대하여 지속적으로 방사성 세슘과 요오드를 분석한 결과로 입증했다. 당시 상수원과 수돗물에서는 모두 방사성 물질이 검출되지 않아 안전한 것으로 확인됐다.
　K-water는 전국의 대표 광역상수원 11개소, 정수장 11개소 등 총 22개소를 대상으로 방사성 물질에 대한 감시를 2주 간격으로 지속적으로 실시해 상수원과 수돗물의 안전성 감시에 총력을 기

울여 왔다. 수자원공사도 "전국 광역상수원 12곳과 정수장 31곳 등 43곳에서 방사성 세슘 검출조사를 한 결과 상수원과 수돗물에서 모두 세슘이 검출되지 않았다"고 공개적으로 밝혔다.

당시 이만의 환경부 장관도 일본 방사능 노출 사건으로 우리나라 수돗물도 위험할 수 있다는 우려를 일축했다. 이 장관은 일본 방사능 노출로 우리나라 수돗물에서도 방사능 물질이 검출 될 수 있다는 우려와 관련 "우리나라 수돗물 공급 시스템을 볼 때 먹는 물은 절대 안전하다"고 밝혔다.

환경부 의견도 일치했다. 환경부는 '방사성물질에 대한 환경부 의견'을 통해 일본에서 발생된 원전사고로 인해 수돗물에 미치는 영향은 없을 것으로 판단했다. 특히 요오드 131의 경우 반감기가 8.04일로, 마시더라도 쉽게 소변으로 방출되며 휘발성이 강한 기체상으로 존재하여 상수 원수에서 검출될 가능성은 희박하다는 설명도 뒤따랐다. 또한 일반적 정수공정으로는 20%미만 처리가능하나 활성탄 투입 시 60~70%까지 제거가 가능하다는 것이었다. 세슘 137의 경우는 반감기가 30년으로 원전사고에서 발생되는 방사성 오염물질 중 가장 위험성이 크나 일반 정수처리로 처리 가능하다는 설명까지 겸했다.

이를 종합적으로 따져보면 결국 정수기가 방사성물질을 걸러낼 정도로 수돗물 상태가 심각해지면 그보다 먼저 수돗물 공급이 중단 된다는 사실이었다. 즉 방사성 물질이 정수기를 통해 걸러질 이유는 털끝만큼도 없다는 것이다.

생각하면 억울하고 속이 쓰리겠지만 그 당시 방사능 물질이 겁이 나 이들 회사의 정수기를 구입한 사람들은 이런 식으로 속아서 샀다고 보는 것이 옳다.

무지한 국민들이 안타깝다. 순수한 국민을 속여 뱃속을 채우는 기업의 속성이 너무 밉다.

공포나 불안 심리는 사회 구성원들이 충분한 정보나 지식을 갖지 못할 때 생기는 자연적인 현상이다. 이 심리를 부추겨 이익을 챙겨보려는 기업이 있다는 것 자체가 아직은 우리 사회가 덜 성숙돼 있다는 반증이다.

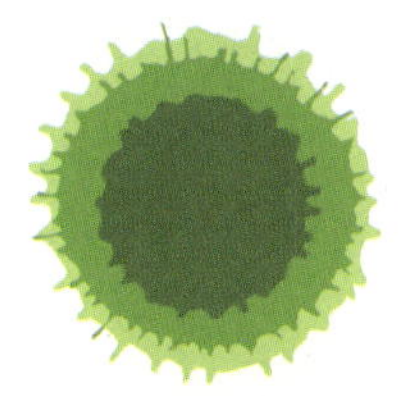

이상한 소주전쟁

우리가 가장 즐겨 마시는 술은 막걸리, 소주, 맥주, 양주 등 다양하지만 그중에서도 소주의 판매량이 가장 많다. 모든 술의 대부분이 물이기 때문에 주류에도 물에 관한 논쟁은 비켜가지 않는다.

몇 해 전 소주시장의 왕자는 참이슬이었다. 경쟁업체인 롯데주류의 '처음처럼'이 '알칼리 환원수'를 내세워 대대적인 광고로 치고 나왔다.

알칼리 환원수 소주는 때마침 불어온 웰빙바람을 타고 소주 시장의 70-80%를 점유하며 판매 1위 기업이 되었다. 소주 시장 불변의 강자 진로의 참이슬을 제친 것이다. 그리고 이상한 일이 벌어졌다.

2012년 봄, 이상한 인터넷 방송이 등장한 것이다. 전문가들의 인터뷰와 '처음처럼' 공장을 취재하여 '처음처럼'의 알칼리 환원수를 고발하는 내용의 다큐 프로그램이었다.

방송에서 교수와 의사 등 전문가들은 알칼리 환원수를 많이 마시면 심할 경우 죽는다고까지 말했다. 그 인터넷 방송국의 다른 컨텐츠의 클릭 수는 모든 프로가 100건이 안될 정도로 미미했는데 이상하게도 그 방송만 1만여 건이나 되었다. 어쨌든 인터넷의 특성상 네티즌들은 곧 퍼나르기를 시작했고 시장은 즉각 반응하여 '처음처럼' 소주의 불매 운동이 벌어졌다. 알칼리 환원수 소주가 몸에 좋은 줄 알고 먹었던 사람들이 기겁을 한 것이다.

그러자 롯데 주류의 반격이 시작됐다. 인터넷 방송국에 항의(?)했는지 어쨌는지는 모르지만 방송을 내리게 하고, 경쟁업체인 참이슬의 모함이라며 검찰에 고소를 했다. 검찰은 전격적으로 참이슬 본사를 압수수색했다. 이것이 2012년 7월 10일까지의 상황이다. 그리고 지금 현재 소주시장의 점유률은 누군가의 뜻대로 '처음처럼'과 '참이슬'이 50/50이라고 한다. 불과 몇 달 사이에 점유률에 급변이 생긴 것이다.

무엇인가 데자뷰가 떠오르지 않는가? 십 수년 전 농심과 삼양라면의 우지 파동을 연상케 한다. 시장의 절대적 강자였던 삼양라면에 대하여 경쟁업체 측이 네거티브마케팅의 진수를 보여준 공업용 우지 파동과 정확히 닮은꼴이다.

당시 우지를 해외에서 수입하던 삼양라면은 근거 없는 공업용 우지라는 괴물에게 수십 년이 지나도록 헤어나지 못했고 기나긴 소송 끝에 승소하여 그 오명을 벗었지만, 이미 상처뿐인 영광으로 라면업게 최고의 자리를 농심에게 내주고 말았다.

그것과 거의 똑같은 네거티브마케팅이 21세기 대한민국에서 재현됐던 것이다. 기업 간의 전쟁이야 먹고 먹히는 정글에 다름없지만 아직도 이런 추악한 전쟁으로 자사의 이득을 추구한다는 발상에 놀랄 뿐이다. 이들은 자사의 이익 앞에서 국민의 혼란이나 건강은 아랑곳하지 않는다.

어쨌든 이번 사태는 라면업계처럼 그렇게 길게 가지는 않을 듯하다. 이미 검찰의 압수수색이 진행돼 그 결과가 곧 나올 것이기 때문이다.

그런 와중에 또 하나 재미있는 프로그램이 방영되었다. 종편 방송인 JTBC에서 2012년 7월 8일 심층보도를 통해 '소주 물논쟁'의 다른 시각을 방영한 것이다.

처음 논쟁에 불을 질렀던 인터넷 방송은 분명 알칼리 환원수를 많이 마실 경우 위장장애, 피부질환, 심장마비 등 알칼리 환원수의 폐해에 대해 집중적으로 보도했다. 그러나 JTBC가 방송에서 밝힌 바에 따르면 국내에서 판매되는 대부분 소주의 pH가 약알칼리수라는 것이었다.

실험을 통해 조사해 보니 한라산 pH7.12, 화이트 pH8.24, 참이슬 pH8.1, 처음처럼 pH8.1, 맛있는 참 pH7.97, 잎새주 pH6.91, 등 잎새주만 약한 산성일뿐, 나머지 다른 소주들은 모두 약알칼리수라는 것이었다.[9]

범인으로 지목받은 참이슬도 pH8.1, 나쁜 물을 쓴다는 처음처럼두 pH8.1이 니왔으니 참 웃기는 이야기다. 알칼리수를 같이 쓰면서 다만 알칼리 환원수라는 호칭을 먼저 쓴 '처음처럼'을 부수기 위해 이상한 짓을 한 결과가 된 것이다. 물론 김찰에서 조사 결

---

9) 3-4년 전에는 '처음처럼'만 약알칼리수였고 다른 소주들은 모두 산성수였는데 지금은 거의 전부 약알칼리수를 쓰고 있다고 한다. 정수기 업계가 아직도 산성수를 팔아먹고 있는 데에 비추어 소주 업계는 그래도 산성수에 대한 위험성을 일찍 간파한 셈이라고 볼 수 있다.

과가 나와야겠지만 이 술이나 저 술이나 어느 술을 먹던 약알칼리수였다는 것을 안다면 업체에 농락당한 시민들이 얼마나 황당해 할까?

사실 이러한 문제가 발생한 이면에는 정부의 무능으로 촉발된 우리의 무지에 있다. 특히 이번 일의 당사자인 롯데 주류나, 범인으로 지목받고 있는 참이슬 측이나 진정한 알칼리 환원수의 정체에 대해서 너무나 무지하다는 사실에 경악을 금치 않을 수 없다.

문제가 된 알칼리 환원수를 비롯하여 전기 분해수의 명칭에 대해 정리한 아래의 표를 보자.

	이온수기 ○○사	이온수기 ○○사	전기 정수기 ○○사
명칭	전해 알칼리 이온수	전해 알칼리 환원수	전해 약알칼리수
구분	의료용 물질생성기	의료용 물질생성기	정수기
허가 관청	식약청	식약청	환경부
pH허가기준	~9.8 (pH9.5±0.3)	9.2~9.8 (pH9.5±0.3)	7.4~8.5
마시는 조건	의사의 진단 필요함	의사의 진단 필요함	의사의 진단 필요 없음
환원능력	있음	있음	있음
이온	있음	있음	있음
특징	정수기가 아닌데 허가 기준과 달리 pH를 임의로 조절하여 정수기로 팔고 있음	정수기가 아닌데 허가 기준과 달리 pH를 임의로 조절하여 정수기로 팔고 있음	환경부 기준에 맞는 정수기

이 표에서 볼 수 있는 것처럼 pH8.1의 '처음처럼' 소주는 아무 문제가 없다. 물론 JTBC가 방송에서 밝힌 대로 한라산, 화이트, 맛있는 참, 참이슬도 전혀 문제가 없다. 모두 pH가 약알칼리성이기 때문이다. pH6.91의 잎새주만이 약산성을 띠고 있는데, 사이다나 콜라[10]에 비해서는 이 술도 매우 양호한 셈이다.

그래서 인터넷 방송을 본 필자의 생각으로는 그 방송에 등장한 전문가나 의사, 교수들이 환원수라고 하니까 pH9.2 이상의 강알칼리가 나오는 의료용 물질생성기로 생각하고 그런 말을 하지 않았나 생각한다. 그렇다면 그들의 말이 맞는다. 왜냐하면 의료용 물질생성기의 최소 허가기준이 pH9.2이므로 그런 강알칼리수를 의사의 처방에 따르지 않은 일반인이 장시간 복용한다면 심각한 상황이 올 수 있기 때문이다.

따라서 롯데 주류 측이 '처음처럼'의 물에 '알칼리 환원수'라는 명칭을 쓰는 한, 일부 학자들에게서 끊임없이 의료용 물질생성기에서 나오는 pH9.2이상의 강알칼리수로 오해 받을 수 있다. 때문에 '처음처럼' 소주의 물이 '약알칼리 환원수'라고 밝혀야 그러한 비판에서 자유로울 수 있을 것이다.

사실 이 알칼리 환원수와 알칼리 이온수라는 명칭이 세상에 나온 것은 앞에서 말한 의료용 물질기기로 허가받아 임의로 정수기로 속여 파는 업체들이 만든 단어다. 그들은 '의료용 물질생성기'라는 명칭이 판매에 걸림돌이 되자 정수기로 팔기 위해 그때까지 없던 '알칼리 환원수'니, '알칼리 이온수기'니 하는 명칭을 만들었고, 무슨 이유에서인지 식약청은 품목 분류에서 '의료용 물질생성기'로 되어 있는 것을 '알칼리 이온수기'라는 명칭으로 개정해 주었다.

전기분해 알칼리 환원수는 풍부한 수소로 활성산소를 제거하여 몸의 pH를 환원시킨다는 뜻에서 붙일 수 있는 이름이고, 알칼

---

10) 콜라와 사이다는 pH2.5~3.0, 맥주는 pH2.5~3.0, 위스키는 pH2.0~3.0이다.

리 이온수기 역시 몸에 좋은 이온수가 다량 함유되어 있을 때 붙일 수 있는 이름이다. 그런데 이런 이온이나 환원력이 풍부한 수소는 이미 국내 기술진이 개발한 전기 분해 약알칼리수에 포함되어 있는 물질들이었다.

결국 이런 이름들은 의료용 물질생성기를 생산, 판매하는 업체들이 이미 국내 기술진에 의해 개발되어 판매되고 있는 약알칼리 정수기와 차별화하기 위하여 그런 이름을 붙인 것이다.

이미 그런 물을 만드는 정수기가 있음에도 마치 뭔가 새로운 것을 개발한 것인양 오직 정수기로써의 판매를 위해서 말이다.

결국 이상한 개정과 변조된 부분을 단속조차 하지 않는 식약청 때문에, 광고에 속은 국민들이 가장 큰 피해자이고, 의료용 물질생성기를 정수기로 둔갑시킨 이온수기 업자들만 배를 불린, 웃기는 상황이 현재 대한민국에서 벌어지고 있다.

정부가 진작에 이런 혼란을 피하기 위해서 철저한 단속으로 이온수기건 환원수건 처음부터 의료용 물질생성기로 허가 받은 물건에 대하여 이런 명칭을 쓰지 못하게 하고, 허가받은 본연의 용도로만 판매하게 하고 정수기로의 판매를 철저히 막았더라면, 이런 웃기는 혼란은 없었을 것이다.

다시 잘 따져 보자. 산성수가 몸에 해로울 것은 당연하고 인터넷 방송이 주장한 것처럼 알칼리수도 많이 먹으면 해롭다한다면 우리는 어느 물을 먹어야 한다는 말인가? 답을 한다면 알칼리수 중에서 약알칼리수가 인간이 먹어야 하는 물이고, 강알칼리수는 마실 수 없는 물이 되는 것이 당연한 일이다. 논리적으로 위에서 말한 전문가들은 강알칼리수의 폐해를 말한 것이라고 생각할 수밖에 없는 것이다.

어쨌든 다행스럽게 마시는 소주의 경우, 먹는 물 기준에 맞는 약알칼리수로 만든 것이 실험 결과 밝혀졌으니 국민들은 안심하고 맘에 드는 소주를 마시면 될 일이다.

이런 일련의 사태를 지켜보면서 다시 한 번 진짜로 분개할 수밖에 없는 것은 왜 산성수에 대해서는 아무런 조치도, 제재도 하지 않느냐는 것이다. 위암으로 세계1위를 하고, 온 국민의 건강이 악화되고, 의료보험에 막대한 손해를 입히며, 과도한 물 낭비로 환경을 파괴하는 데도 왜 정부는 모르쇠로 일관하는지 참으로 답답하기만 한 일이다.

사실 이온수기는 국민들이 잘 사용(규정처럼 의사나 약사의 지시대로)하기만 한다면 오히려 도움이 되는 기기이기도 하다. 하지만 역삼투압 정수기는 다르다. 어떤 식으로 사용해도 산성수를 마시는 것은 안된다.

그래서 아무리 비판해도 지나치지 않는 것이 역삼투압 정수기에서 쏟아지는 산성수다. 제발 이 문제만큼은 환경부, 식약청, 언론 기관, 소비자 단체 등 모두 힘을 합쳐 해결해 나가야 할 과제이다.

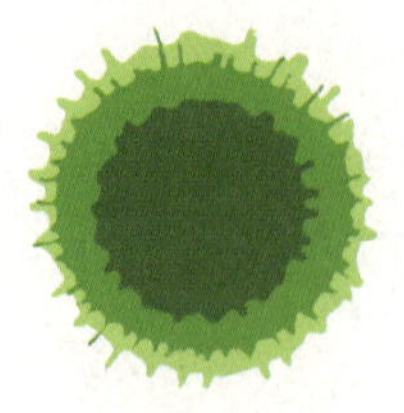

오락가락,
이상한 환경부

대한민국에 물과 관련된 정부기관은 환경부이다. '먹는 물'의 기준을 정할 뿐 아니라 전국의 수돗물관리부터 정수기의 품질관리까지 환경부의 소관이다.

업자들이야 돈을 벌기 위해서라면 사람들을 속이고, 법을 어기고, 누구 건강이 망가지던 상관하지 않는다. 하지만 국민의 세금으로 국민의 건강을 지켜야 하는 환경부의 오락가락 정책은 걱정을 넘어서 공포스럽기까지 하다.

지금껏 환경부가 공표한 '먹는 물'의 수질기준은 pH는 5.8~8.5이었다. 이러한 기준에 따라 시중에 판매되는 정수기의 경우 '먹는 물 수질기준'인 pH5.8~8.5를 유지해야하며, 까다로운 위생과 품질검사를 통해 반드시 환경부로부터 '물 마크'를 받아야 했다.

그런데 환경부는 어떤 이유에서인지 지난 2011년 12월 30일 '먹는 물의 수질기준으로서, pH는 5.8 ~8.5로 정하되 샘물, 먹는 샘물 및 먹는 물 공동시설의 물의 경우에는 pH 4.5 이상 pH 9.5 이하이어야 한다'고 개정했다.

또 한 번 이상한 개정으로 역삼투압 정수기와 이온수기 업자들에게 면죄부를 준 것이다.

역삼투압 방식 정수기의 경우 초기부터[11] 지금까지 산성수였다. 그런데 이 산성수의 기준을 더 낮춰버렸으니 어이가 없을 따름이다. 많은 전문가들이 산성수의 위험을 말하는데도 정책은 거꾸로 가고 있으니 답답한 일이다.

또한 'pH 9.5이하'라는 부분도 이상한 부분이다.

식약청에서 관리하는 의료용 물질생성기의 pH 허가 기준은 개정 전 8.5~10.0에서 개정 후 9.2-9.8로 됐는데, 환경부의 '먹는 물' 수질기준이 pH 9.5 이하로 변해버렸으니 '의료용 물질생성기'의 물까지 수용한 꼴이 되어 버렸다.

업자들은 과거에도 변조한 기기를 정수기로 속여서 판매 했는데 이제 어디서 허가 받았는지도(식약청 허가인데도) 숨기고 '환경부 수치에 맞는 물'이라고 국민들을 속일 수 있는 발판이 마련된 셈이다.

현재 시중에 판매되고 있는 이온수기(의료용물질 생성기)의 대부분은 의료기기라는 것 때문에 '물 마크'를 사용하지 못하고 있다. 하지만 업자들은 그러거나 말거나 정수기라고, 환경부 기준에 맞는 물이라고 국민들을 속이면서 판매할 것이다. 참으로 답답한 상

---

11) 역삼투압 정수기의 pH는 초기에는 pH5.0~5.5였는데 최근 들어 방식을 조금씩 변경시켜 pH가 다소 높아진 pH5.5~6.8, 제품들이 보임.

황이 아닐 수 없다.

　그러니 산성수가 나오는 역삼투압 정수기회사를 위한 환경부
인지, 의료용 물질생성기를 정수기로 변조해 파는 회사를 위한 환
경부인지, 국민을 위한다는 환경부가 정말로 누구를 위한 환경부
인지 헷갈릴 뿐이다.

　이제라도 환경부는 최소한 서울시 수돗물(pH6.8~7.6)을 기준
으로 '먹는 물 관리 기준'의 pH허가 기준을 상향시켜 국민의 건강
을 돌보아야 할 것이다. 또한, 도저히 pH 기준을 맞출 수 없는 산
성수를 만드는 역삼투압 정수기는 판매금지 처분을 내려야 한다.

　식약청 또한, 의료용 물질생성기의 일정부분 치료효과를 인정
해 판매를 허락했다면, 그 취지에 맞게 정수기로의 판매를 엄격하
게 단속해야하며 '의사나 약사의 지시에 따라 음용해야 한다'라는
사항 또한 성실히 지키도록 철저하게 지휘, 감독해야 할 것이다.

　그것이 의료보험의 파탄을 구할 뿐만 아니라 국민 건강에 크나
큰 이바지를 한다는 것 알아야 한다.

국민들도 알아야 한다

제4장

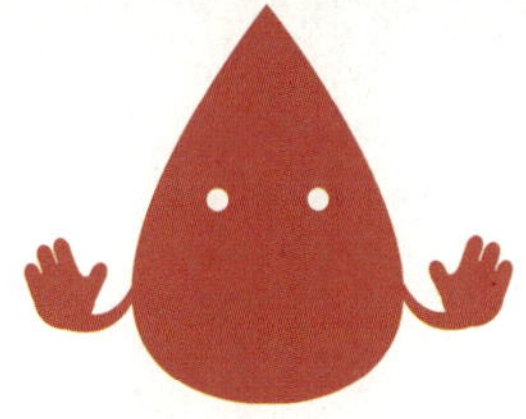

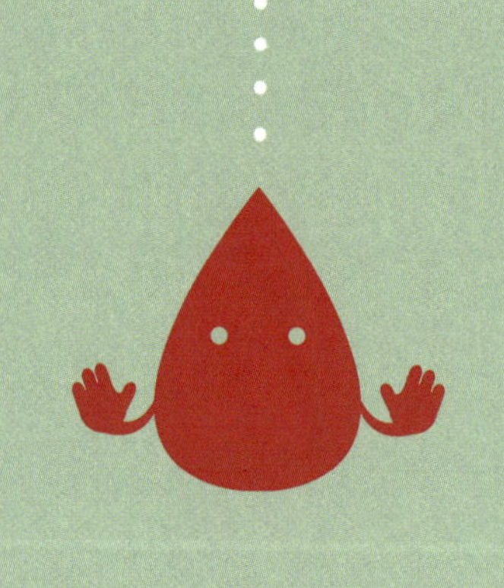

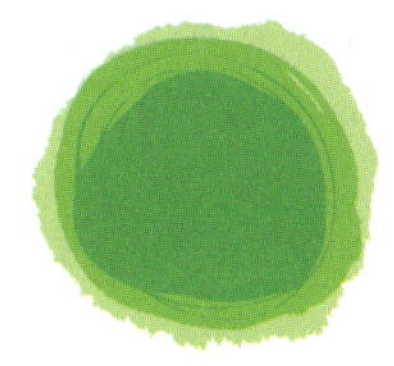

국민들의 반격이
시작된다

필자는 그동안 좌충우돌하며 대기업의 온갖 회유와 협박 속에서도 한결같이 역삼투압 정수기의 문제점을 고발해 왔다. 그 오랜 필자의 숙원이 해결되는 듯하다.

한국인의 위암 발병률 세계 1위가 거저 생긴 것이 아니라 페놀 사건이후 급성장한 '정수기 때문'이라는 필자의 주장에 대한 과학적 견해들이 속속 밝혀지고 있기 때문이다.

뜻밖에도 울산MBC에서 그동안 필자가 주장한 모든 내용을 뒷받침하는 방송을 내보내 주었다.

앞에서도 말한 울산MBC의 특집 프로그램, '워터시크릿-미네랄의 역설' 다큐멘터리는 그야말로 외롭게 고군분투히는 필자의 어깨에 짊어진 짐을 단숨에 내려놓게 하기에 충분했다.

울산MBC는 이 방송에서 작심하고 역삼투압 정수기의 문제점을 밝힌다.(역삼투압 정수기는 요즘 한참 매각설로 떠들썩하다가 다시 거둬

들인 웅진그룹의 돈지갑 웅진 코웨이의 주력제품이다.) 제대로 문제점을 짚었다. 제대로 취재하고, 제대로 까발린 최고의 작품이다.

울산 MBC는 '다큐멘터리 〈워터시크릿-미네랄의 역설〉은, 인체에 해가 되는 정수기 물의 실체와 현상을 국내 최초로 과학자들과 함께 분야별로 입증하여, 허술하고 비과학적인 우리나라 식수관리정책에 경종을 울리고, 물과 건강과의 상관관계를 밝혀 좋은 물과 나쁜 물의 정보를 국민에게 알려, 건강한 삶을 살아갈 수 있게 하기 위해 기획되었다'고 밝혔다.

다큐멘터리 '워터시크릿-미네랄의 역설'은 4월에 방송통신위원회 지역방송부문 '이달의 좋은 프로그램상'을 수상한데 이어 5월에 개최된 제260회 지역기획보도 방송부문에서는 박치현PD가 '이달의 기자상'을 수상했다.

방송을 보는 것이 더 좋겠지만 여기에서 자세하게 소개하지 않을 수 없다. 어느 매체든 산성수를 만드는 역삼투압 정수기만은 막아야 하기 때문이다. 필자는 인터넷 신문 NEWSTOWN에 이 같은 내용을 보도했고, 환경부장관, 복지부장관, 대통령에게 이 문제의 해결을 촉구했다.

울산MBC의 특집 프로그램
'워터시크릿−미네랄의 역설'

믿고 마신 역삼투압 정수기 물 인체에 해롭다?

울산MBC는 지난 4월 27일 다큐멘터리 '워터시크릿-미네랄의 역설'이라는 제목으로 국내에 널리 보급된 역삼투압 정수기의 실체와 부작용을 과학적으로 조명한 내용을 내보냈다. 방송은 다양한 실험과 과학적 분석, 폭넓은 취재를 통해 건강을 지키기 위해 마시는 역삼투압 정수기 물이 오히려 암세포를 활성화하고, 당뇨병을 악화시킨다는 놀라운 결과를 내놓았다.

이는 국내에 유통되고 있는 정수기의 80% 이상이 역삼투압 정수 방식의 정수기인 것을 생각할 때 큰 충격이 아닐 수 없다.

방송은 역삼투압 정수기 물은 그 정수 방식의 특성상, '인체에 필수요소인 미네랄을 제거하고 체내 세포나 혈액과 체액의 산성도를 높이기 때문'이라고 지적했다. 원래 체내 세포나 혈액의 pH는 7.4 정도의 약알칼리성을 띄고 있어 미네랄이 없는 산성수를 계속 마시면 면역력이 떨어지고 체질이 산성으로 변한다는 것. 이 때문에 암과 당뇨, 신장결석 등 각종 질환이 발생한다는 것을 이 프로그램은 다양한 실험을 통해 증명해 보였다.

당뇨에 해가 되는 물

연세대 의대 이규재 교수팀이 실험쥐에게 당뇨유발을 시킨 뒤, 1개월간 역삼투압 정수기 물과 미네랄 물을 두 개의 대조군으로 나눠 먹였다. 1개월 뒤 혈당을 조사한 결과, 두 대조군의 혈당치가 현저히 다르게 나타났다.

이규재 교수는 "연구결과에서 보면 증류수, 그리고 미네랄이 포함되지 않은 물은 당뇨병에 도움이 안 된다고 볼 수 있습니다."고 말했다.

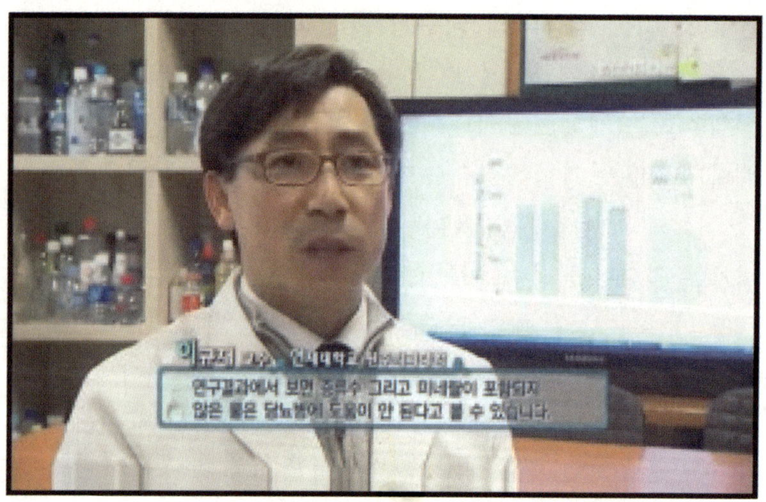

연세대학교 원주의과대학 이규재교수(▲ 울산 MBC 방송 캡쳐)

면역력을 떨어트리는 물

또 한국물학회 김광영 박사에게 의뢰해 역시 역삼투압 정수기 물과 미네랄 물을 먹기 전과 후를 구분, 사람의 혈액을 채취하고 전자현미경으로 관찰한 결과 역삼투압 정수기 물을 먹은 비교군의 혈액 백혈구 응고현상이 심한 것으로 조사됐다.

다른 실험에서는 암세포는 미네랄이 없는 산성수를 좋아하고, 미네랄 물보다 역삼투압 정수기 물이 혈당 수치를 높여 당뇨병을 악화시키는 등 역삼투압 정수 방식의 정수기 물이 인체의 면역력을 떨어뜨린다는 것도 이번에 증명해 보였다.

pH가 낮은 물은 식수로 허용되지 않는 독일

독일 환경국의 분석에 의해서도 이미 한국의 역삼투압 정수기 물은 먹는 물로 부적합한 것으로 판명 났다고 울산MBC는 밝혔다.

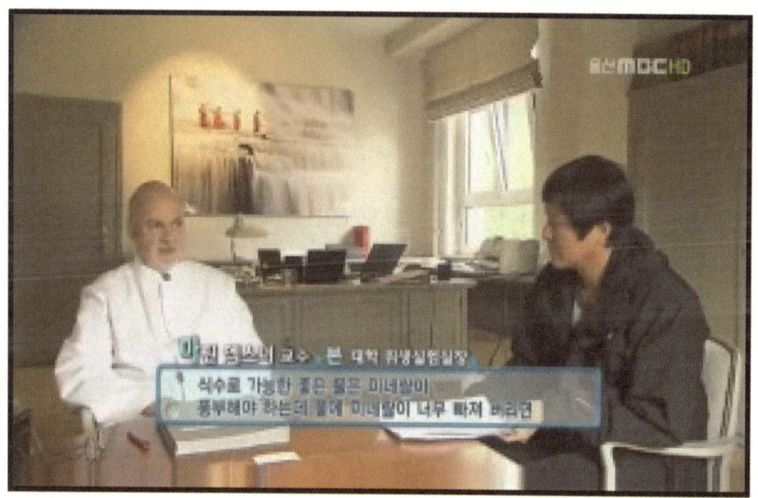

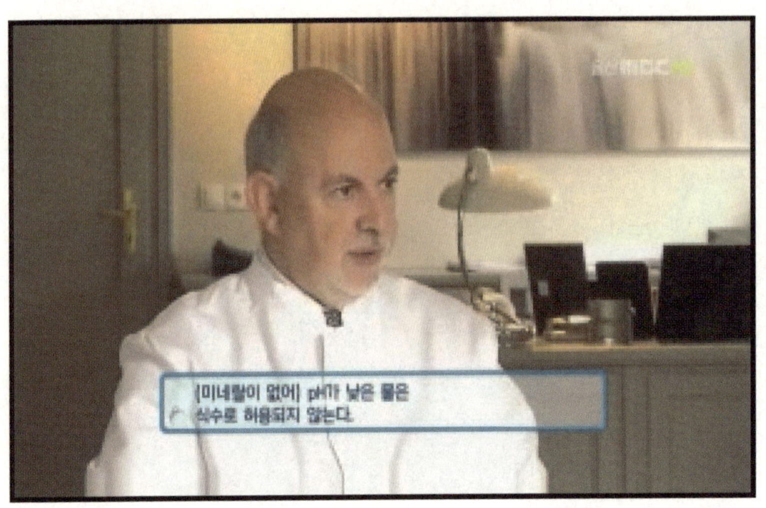

독일 본 대학의 마틴 엑스너 교수 ▲ 울산 MBC 방송 캡쳐

이와 관련, 독일 본 대학의 마틴 엑스너 교수는 "식수로 가능한 물은 미네랄이 풍부해야 하는데 물에 미네랄이 너무 빠져 버리면 우리 신체는 필요한 영양분인 미네랄을 섭취하지 못해 위험부담을 안게 된다. (미네랄이 없어)pH가 낮은 물은 식수로 허용되지 않는다."고 말한다.

미네랄이 부족한 물은 각종 암이나 성인병에 이를 수 있어

분당 서울대병원 이동호 교수(건강증진센터장)는 "암도 미네랄과 연관이 있을까?"라는 질문에 "미네랄이 부족한 물은 산화스트레스를 적절하게 제거하지 못하고 세포안의 신호전달체계가 제대로 작동되지 않기 때문에 각종 암이나 성인병에 이를 수 있다는 보고들이 조금씩 나오고 있다"고 밝혔다.

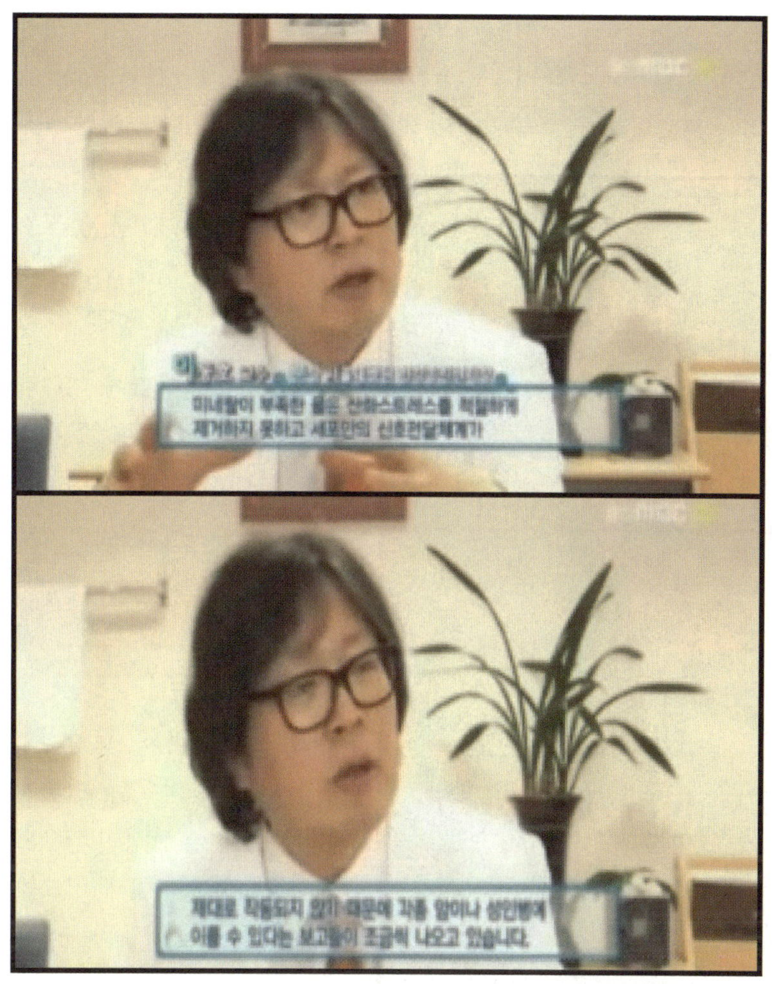

분당 서울대병원 이동호 교수 ▲ 울산 MBC 방송 캡쳐

임산부가 마시면 절대 안 되는 물

가장 무서운 것은 산모가 마시는 물이 태아에게 결정적 영향을 끼친다는 점이다.

방송에서 국제물학회 미네랄 연구팀의 잉그리드 로스버그 박사는 "나는 임산부에게 절대 역삼투압 정수기 물을 먹지 못하게 할 것이다. 부모가 미네랄이 부족한 물을 마시면 자녀에게도 영향을 미친다는 연구 결과들이 발표되고 있다. 미네랄이 없는 물은 증류수와 마찬가지이다. 이런 물을 먹으면 안 된다는 것은 몇 세대 전부터 알려져 있다."고 말한다.

또한 "세포 바깥에 미네랄이 없는 물이 있으면 그 물이 세포에서 미네랄을 빼앗아 간다"며 "일반적으로 암환자들의 대부분이 체액과 피에서 산성인 경우가 많다"고 지적했다.

또한 잉그리드 로스버그 박사는 "일반적으로 암환자들의 대부분이 산성인 경우가 많다. 그리고 인체에 미네랄이 공급되지 않으면 특히 몸의 pH를 조절하는데 가장 중요한 역할을 하는 미네랄인 중탄산염이 공급되지 않아 암 발병률이 높다는 연구가 있다. 즉 중탄산염을 공급하면 pH가 조절되고 그렇지 않으

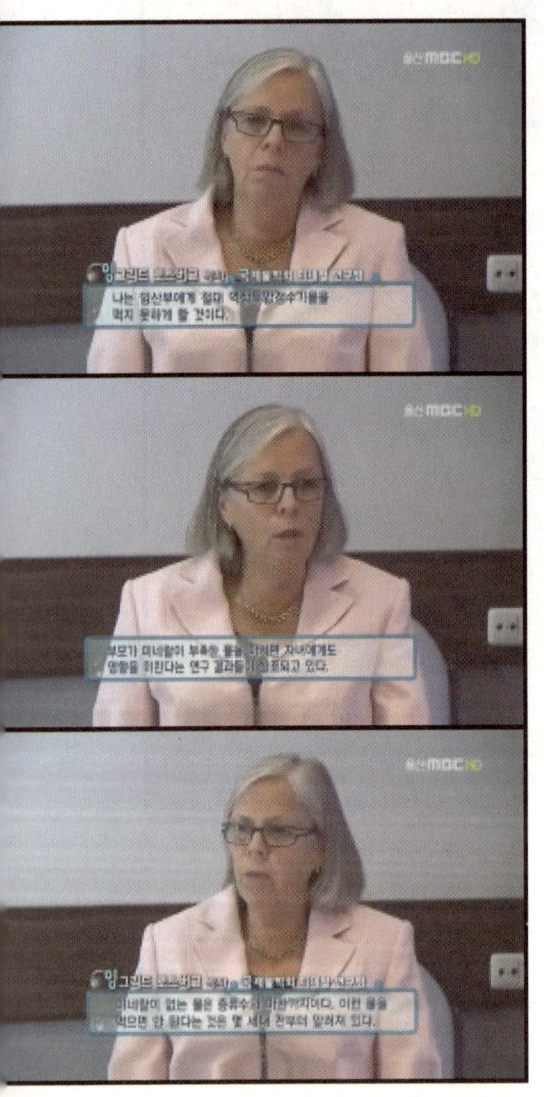

국제물학회 미네랄 연구팀의 잉그리드 로스버그 박사 ▲
울산 MBC 방송 캡처

면 위험하다."고 경고했다.

더욱 위험한 유아들의 음용

　더 큰 문제는 유아들의 음용이다. 방송은 유아들의 분유를 타는 물로 역삼투압 정수기 물을 이용하는 사례를 통해 위험성을 진단했다.

　방송에 나온 김용언 의학박사(전문의)는 "역삼투압 방식의 정수기물을 계속 먹으면 필요한 미네랄이 결핍될 수가 있어요. 이 물이 일정량의 미네랄이 굉장히 결핍돼 있다면 어떤 약을 먹는 것보다 중요한 요소가 될 수 있죠. 어른들은 다른 반찬이나 음식을 통해 보충되지만 특히 우유나 젖을 먹는 어린 영아들이나 학동기 아이들이 미네랄이 전혀 없는 물을 먹게 되면 여러 가지 칼슘이나 포타슘, 아연, 철분, 요오드 같은 우리 몸에 필요한 물질

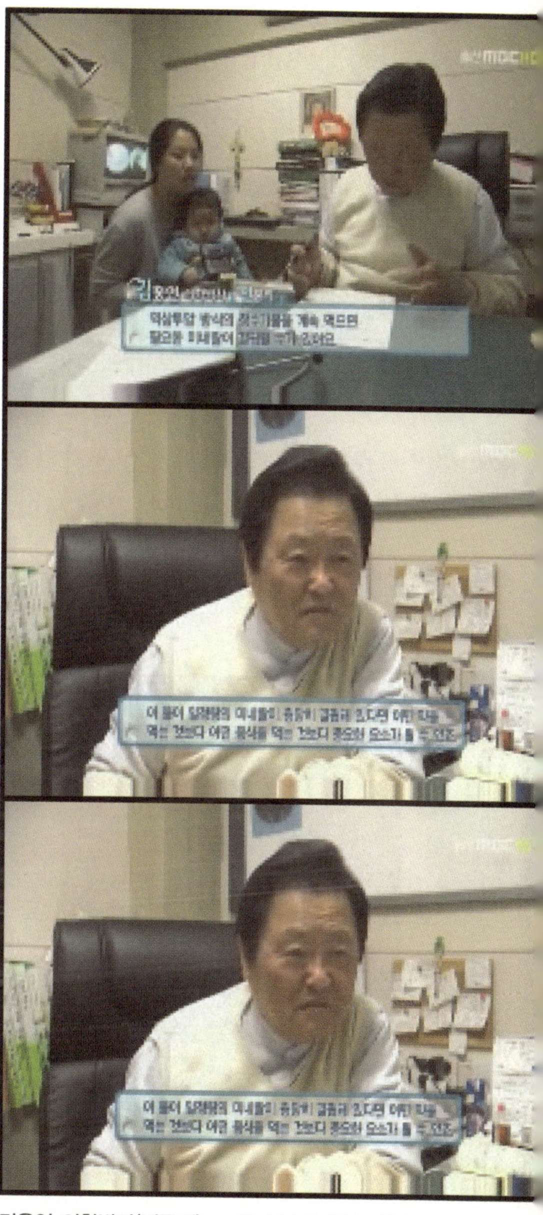

김용언 의학박사(전문의) ▲ 울산 MBC 방송 캡쳐

들이 상당히 결핍되기 쉽다"면서 "그래서 신장기능에 이상을 가져 온다든지 성장에 지연이 온다든지 성격에 이상을 초래할 수 있다."고 말했다.

충격적인 독일 본 대학 수질 검사 결과보고서

더욱 충격적인 것은 '독일 본 대학 수질 검사 결과보고서'였다. 보고서는 역삼투압 정수기의 물은 '미네랄이 전혀 없는 산성수이며 독일 음용수 기준에 미달이며 장기간 섭취할 경우 건강상 문제를 일으킬 수 있다'는 내용이었다.

즉, "박테리아가 존재하고 개체수가 증가하기 때문에 (독일)음용수 규정을 충족시키지 못하고 의학적 측면에서도 문제가 있다. 미네랄이 거의 없고 pH값이 독일 음용기준을 충족시키지 못하고 있다. 미네랄이 없는 물을 장기간 먹으면 건강상의 문제가 발생할 수 있다."는 요지였다.

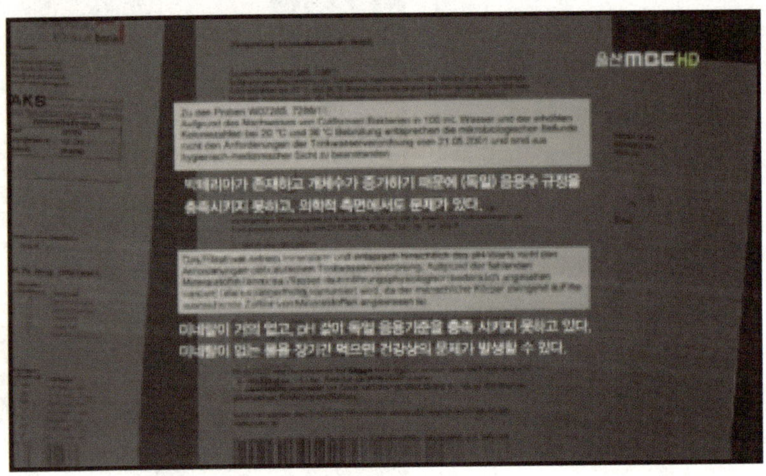

독일 본 대학 수질 검사 결과보고서 ▲ 울산 MBC 방송 캡쳐

성장기 아동에 특히 해로운 물

방송에서 역삼투압 방식의 물을 먹는 문제에 대하여, 메디넥스 한국분석기술연구소 이창열 대표는 "역삼투압 방식의 물을 먹다보면 미네랄이 전혀 없기 때문에 칼슘이 부족하게 되고, 그 칼슘부족을 막아주기 위해 조직속의 칼슘을 빼앗아 혈액 속으로 들어가게 되고, 그 많아진 혈액 속에 칼슘이 모발에 반영되고 있기 때문에 우리 몸은 산성화 되었다고 볼 수 있습니다. 그래서 미네랄의 중요성이 칼슘, 마그네슘, 아연, 특히 자라나는 어린이들에게 이런 것들은 성장발달에 아주 중요한 원소이기 때문에 그 자체를 검사하는 것만으로도 아주 중요한 의미를 가질 수 있습니다." 고 대답했다.

방송에서는 그 외에도 다양한 실험을 하였다.

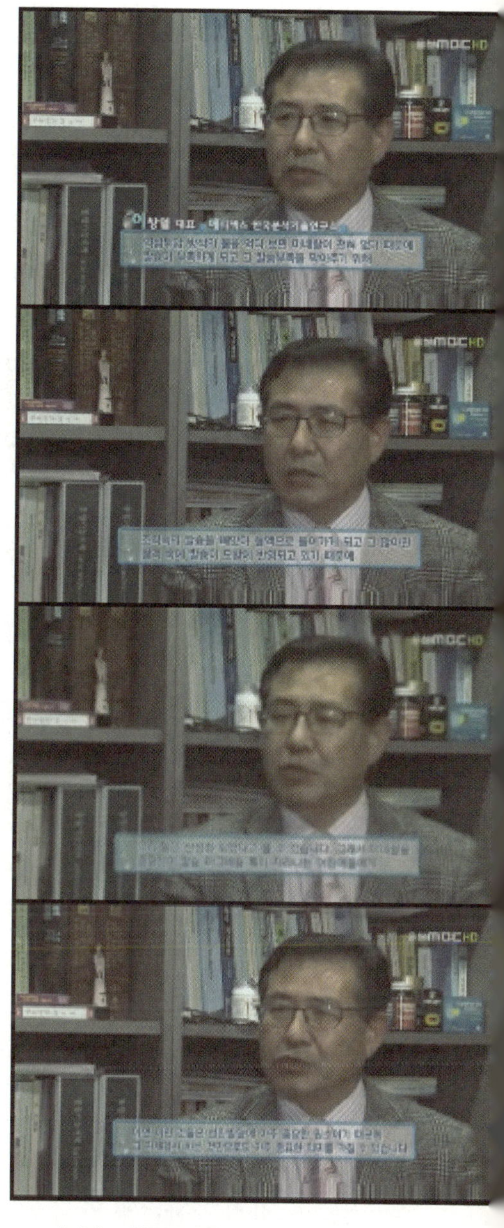

메디넥스 한국분석기술연구소 이창열대표 ▲
울산 MBC 방송 캡쳐

　상명대학교 화학과 실험실에서 세포 배양 실험. 세포를 채취하여 미네랄워터와 생수, 역삼투압정수기 물로 무균배양실에서 세포를 배양한 것이다.

　그 결과 세포의 미토콘드리아 건강 상태는 미네랄워터 0.918, 생수0.844, 역삼투압정수기물 0.726으로 미네랄 함유물이 역삼투압정수기물에 비해 훨씬 건강했다.

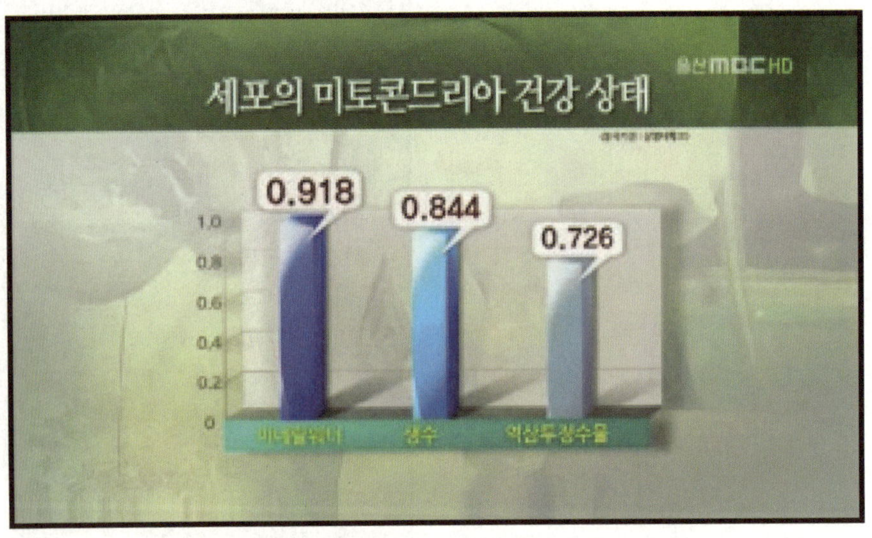

상명대학교 화학과 세포 배양 실험 결과표 ▲ 울산 MBC 방송 캡쳐

　국립수산과학원 양식과 임한규 박사와는 어류에 대한 실험을 했는데, 이번에는 단순하게 일반수돗물과 역삼투압정수기 물, 두 종류만으로 진행했다. 각각의 수조에 10마리의 물고기를 넣고 지켜본 결과 24시간 후 수돗물의 물고기는 모두 살아있었고 역삼투압정수기 물에서는 10마리 중 8마리가 사망했다. 그 결과에 대해 임한규 박사 (국립수산과학원 양식과)는 "역삼투압 정수기 물에는 미

네랄과 이온성분이 전혀 없어 부정적인 영향을 끼친 결과"라고
말했다.

　상명대학교에서는 콩나물 기르기 실험을 했는데, 다 자란 콩나
물에서 비타민C 함량 분석결과 미네랄워터 1은 13.222, 미네랄워
터 2는 12.883, 역삼투압 정수기 물은 11.889, 수돗물은 12.883을
기록했다. 역삼투압 정수기 물로 키운 콩나물은 성장도 적었을 뿐
만 아니라 비타민 함유량까지 적게 나온 것이다.

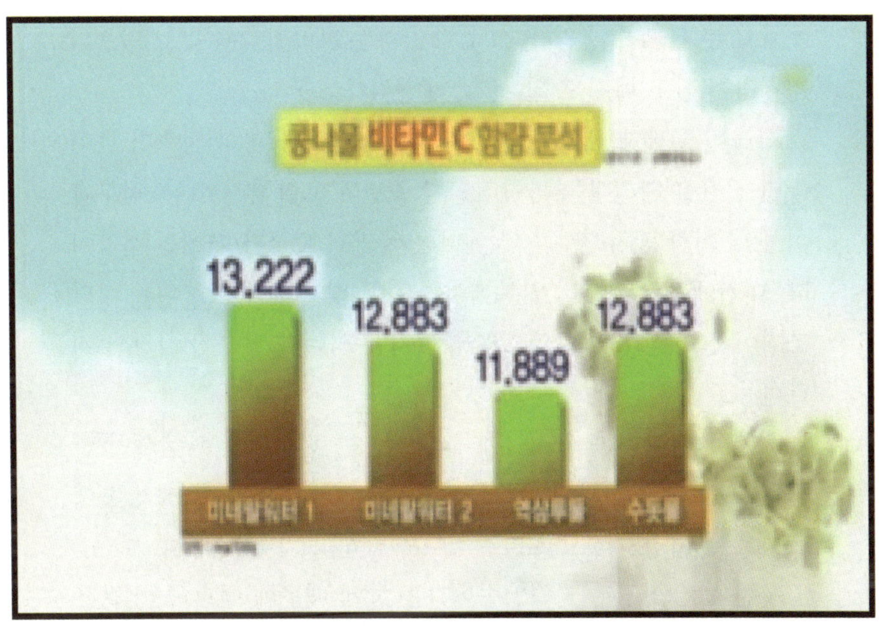

콩나물 비타민C 함량 분석표(상명대학교) ▲ 울산 MBC 방송 캡처

　독일 본 대학의 마틴 엑스너 교수는 말한다.
　"좋은 식수는 미네랄이 풍부하고 물맛이 좋아야 한다. 물의 온

도가 10-12도에서 물맛이 좋고 유해선 박테리아가 없고 청결해야 한다. 이러한 조건을 만족해야 식수로 가능하다."

　　이상이 울산MBC의 특집 프로그램, '워터시크릿-미네랄의 역설'의 주요 내용이다. 그러나 방송이후 시민들의 사실여부를 묻는 질문에 역삼투압 방식 정수기 회사들은 아무런 문제가 없다는 입장만 반복하고 있다.

　　역삼투압 방식 정수기를 판매하고 있는 O사 관계자는 "수질기준에 적합하게 운영하고 있다"며 "방송 내용이 사실이라면 국가적으로 큰 문제가 생긴다. 그렇지 않다는 반박자료를 갖고 있으니 걱정하지 말고 마셔도 된다."고 해명했다.

　　그들이 어떻게 해명하던 이렇게 역삼투압 방식의 정수기 물이 국민 건강을 해친다는 과학적인 검증결과가 밝혀진 이상, 정부가 이를 더 이상 방치해서는 안 된다는 국민적 요구가 거세질 전망이다. 여기에다 벌써부터 일부에서는 반품 및 손해배상을 위한 시민조직이 결성되고 있는 것으로 알려져 우리나라 정수기 시장의 지각변동도 예상된다.

　　시민들의 이러한 움직임에 울산MBC는 전국민의 관심사인 만큼 이를 널리 알리기 위해 7월경 전국으로 방영되는 MBC방송에도 내보낼 예정인 것으로 알려졌다(아직 결정되지 못한 상태로 알려짐).

　　울산MBC의 경우 지역방송이라는 한계 때문에 여전히 이 같은 사실을 접하지 못한 국민들이 많지만, 만약 MBC공중파에서 방영될 경우 그 파급효과는 엄청날 것으로 보여 역삼투압 정수기 사용자들의 일대 혼란이 야기될 것으로 보인다.

　　문제는 정부다. 정부는 지난 4월 27일 방송이후 지금까지 아무런 조치를 취하지 않고 있다. 방송 내용처럼 역삼투압정수기 물이 인체에 치명적인 문제를 발생시킨다면 당장 사실여부를 조사해 그에 상응하는 조치는 해야 함에도 강 건너 불구경이다.

여기에다 역삼투압 방식의 정수기를 판매하는 회사들도 방송 내용에 대한 구체적인 해명이 없어 소비자들의 불안지수만 높아지고 있는 상태다.

정부에 호소한다

필자는 이 방송이 나간 후에 MEDIPHARM NEWS와 NEWS TOWN을 통하여 복지부, 환경부 장관과 대통령에게 공개 서한을 보냈다. 그 서한을 여기 싣는다. 많은 국민들의 지지를 바란다.

환경부 장관에 고함!

지난 4월27일 울산MBC는 보도특집 다큐멘터리 '워터시크릿 -미네랄의 역설'이라는 제목으로 국내에 널리 보급된 역삼투압 정수기의 실체와 부작용을 과학적으로 조명한 내용을 내보낸바 있다. 환경부 장관께서 아직까지 보지 못했다면 당장 보고를 받고 관련 방송을 보아야 할 것이며, 보았다면 그 충격적인 사실에 크게 놀랐을 것으로 믿는다.

역삼투압 정수기의 물 문제는 어제 오늘의 일이 아니다. 그동안 본지를 비롯한 일부 언론들이 심심찮게 문제제기를 했지만 정수기를 담당하고 있는 환경부는 꿈쩍도 하지 않았다.

그러나 이번 울산MBC 방송 내용은 그동안 의견이 분분했던 역삼투압 정수기의 해악성·위험성·부작용 등의 문제를 각종 시험과 전문가들의 조언을 통해 과학적으로 밝혀냈다. 따라서 당연히 환경부는 이에 상응하는 조치를 단행했어야 함에도 손을 뒤로 한 채 여전히 함구무언이다. 수차 지적하지만 이는 직무유기다.

방송 내용을 보면 역삼투압 정수기 물은 국민들의 건강에 심각한 문제를 유발시키고 있으며, 미래 세대인 어린아이들의 경우는 신장 기능 이상, 성장 지연, 성격 이상을 초래할 수 있다고 하니 이게 심각한 문제가 아니고 뭔가. 더욱이 질병을 앓고 있는 환자들의 경우 더 이상 역삼투압 정수기 물을 마셔서는 안 될 것임에도 아무런 조치가 없다. 모두가 나 몰라라 식이다.

환경부가 할 일이 뭔가. 역삼투압 정수기의 제시된 문제점에 대해 국민들에게 "맞으면 맞다, 아니면 아니다"는 양자택일의 결론을 제시해주어야 한다. 그렇지 않고 입을 닫고 있으면 국민의 의혹과 불안심리가 쓰나미처럼 불어나 삽으로 막을 것을 포크레인으로도 못 막는 결과를 초래한다.

이는 단순한 기계문제가 아니다. 우리가 매일 같이 마시는 물의 문제다. 그것도 정수기 시장의 80% 이상을 차지하고 있는 역삼투압 방식의 정수기와 관련한 물 문제다. 어쩌면 광우병 문제보다 더 심각한 문제다.

방송 내용대로라면 수많은 국민들의 건강이 역삼투압 정수기 물로 인해 심각한 위험에 처해 있을 것이기에, 당장 관련 기업들의 판매를 중단시키고 역학조사라도 해야 할 사안이다.

우리는 그동안 초기 일부 역삼투압 정수기들의 pH(수소이온농도)가 '먹는물수질기준(pH5.8이상~8.5이하)'에도 못 미치는 상태(pH5.0~5.5)에서 어떻게 먹을 수 있는 물로 허가를 해주었는지를 따져 물었었다.

이와 함께 pH5.0~6.3의 미네랄이 전혀 없는 산성수가 국민 건강에 이로울리 없다며 이에 대한 대답을 얻고자 했지만 매번 답은 없었다. 관련 업체들 역시 기껏 해명한다는 것이 "미네랄은 음식에서 섭취하면 된다"는 식으로 일관해 왔다.

주지하다시피 지금까지 역삼투압정수기 회사들의 편법 행위는 여러 번 도마 위에 올랐지만 대대적인 광고 공세 등으로 수많은 언론들이 펜을 꺾음으로써 이슈화되지 못했다.

이러다보니 국민들의 알권리는 묵살됐고, 반면 대대적인 방송 광고에 마비돼 어지간한 문제에는 관심도 갖지 않는다. 그러나 이번 울산MBC 보도특집 다큐멘터리 '워터시크릿-미네랄의 역설'은 그 내용이 상당히 객관적이며, 사실이라고 보기에 우리는 환경부 장관의 특단의 조치를 촉구하고 있는 것이다.

만약 이를 방치한다면 국민적 지탄을 받을 것이며, 소송으로 이어질 경우 그 책임을 면치 못할 것임을 재차 확인해 두고자 한다.

우리가 인간인 이상 매일 같이 수많은 위해물질로부터 건강을 침해당하면서 살고 있다. 그럼에도 하물며 정부가 허가해준 정수기 물이 국민 건강을 해치고 있다는데도 환경부가 수수방관한다면 이는 국민의 생명을 담보로 돈을 벌고 있는 기업과 한통속이 되는 꼴이 된다.

우리 식탁에 올라오던 수돗물이 역삼투압 정수기 물로 바뀐지 20여년이 넘었다. 한발 더 나아가 신혼부부들의 혼수용품 대열에까지 정수기가 올랐다. 신생아 건강에 적신호가 켜진지 이미 오래다.

산성식품과 산성비를 피하라면서도 산성수를 마시는 것에 대해서는 왜 눈과 귀를 닫고 있는지 이제는 말해야 한다. 적어도 환경부가, 환경부장관이 국민 건강을 조금이라도 걱정한다면 국민의 불안을 이 시점에서 반드시 해소해야 할 것이다.

복지부 장관 보시오! 이게 뭡니까?

많은 국민들은 지난 4월27일 울산MBC의 보도특집 다큐멘터리 '워터시크릿-미네랄의 역설'이라는 제목의 방송을 보고 큰 충격을 받았다.

국내에 널리 보급된 역삼투압 정수기의 실체와 부작용을 과학적으로 조명한 내용이었는데 국민 건강에 심각한 문제를 유발하고 있다는 것이었다.

방송은 건강을 지키기 위해 마시는 역삼투압 정수기 물이 오히려 암세포를 활성화하고, 당뇨병을 악화시킨다는 연구결과까지 내놓았다. 뿐만 아니다. 미래 세대인 어린아이들의 경우는 신장기능 이상, 성장 지연, 성격 이상을 초래 할 수 있다고 하니 이 보다 더 심각한 문제가 어디 있겠는가.

방송 내용이 사실이면 국민의 건강이 최대 위기를 맞고 있는 셈이다. 어른들은 물론이고 태어나는 신생아들의 건강도 심각하기는 마찬가지다.

국민의 건강을 책임지고 있는 보건복지부 장관이 가만히 있어서는 안 될 문제다. 당장 사실유무를 판단해 위험성이 있다면 대국민 홍보에 돌입해야 한다. 그렇지 않고 나 몰라라 한다면 큰 화를 자초하는 셈이 된다. 이달 중 MBC 공중파 방송을 타고 이 프로그램이 재방될 경우 그 파장은 누구도 예측할 수 없기 때문이다.

역삼투압 정수기는 1조 정수기 시장에서 80%를 차지하고 있을 정도로 국민의 다수가 사용하고 있다. 이런 정수기가 국민 건강을 해치고 있다는데도 복지부 장관이 아무런 조치를 취하지 않고 있는 것은 이해가 되지 않는다.

본지는 그동안 역삼투압 정수기 문제를 수없이 제기했고, 지난 2008년에는 '위험한 물장난'이라는 책을 발간해 그 위험성을 제기한 데 이어, 대국민 건강실태조사를 촉구했었다.

그러나 복지부는 강 건너 불구경하듯 했다. 정수기나 물에 대한 개념이 없어서인지, 아니면 관심이 없어서 그런지는 몰라도 별다른 움직임을 보이지 않는다.

정수기 문제는 환경부 관할이지만 국민 건강이 위험에 처했다면 당연히 복지부가 앞장서야 한다. 지금의 사태라면 수천 만 국민의 건강이 위험에 처한 것이나 다름없다.

문제가 터진지 2개월이 지났지만 환경부, 복지부, 관련기업 어느 곳 하나 이렇다 할 해답을 못 내놓고 있다. 먹어도 되는 것인지, 아니면 먹지 말아야 하는 것인지도 모른 채 국민들은 2개월 째 위험에만 떨고 있다.

복지부 장관은 늦었지만 지금이라도 실태조사에 착수해 국민들의 불안을 해소해야 한다. 정수기 문제를 떠나서 물로 인해 발생되는 국민 건강의 위험성을 더 이상 묵과해서는 안 된다.

이는 역삼투압 정수기 물이 질병을 유발시킨다면 건강보험재정 파탄을 부채질하거나, 복지국가로 가는 길목을 차단하는 것이나 다름없기 때문이다. 더욱이 환자나 미래세대인 어린아이들의 경우는 치명적인 문제를 유발할 가능성까지 있다고 하니 하루 빨리 유권해석을 내놓아야 한다.

과학적 시험을 통해 만들었다는 의약품도 시판 후 부작용 등의 문제가 발생하면 판매 중단 등의 즉각적인 조치를 취하는 복지부 장관이 이 문제를 간과해서는 정말 안 된다.

이 문제는 어느 개인의 문제가 아니다. 방송 내용을 못 본 수많은 역삼투압 정수기 사용자들은 지금 이 시간에도 그 물을 마시고 있다. 어쩌면 복지부 공무원 중에도 상당수가 집에서 역삼투압 정수기를 사용하고 있을지도 모른다.

내 생명과 건강을 위해서가 아니라 국민의 건강을 생각해서라도 특단의 조치를 내려 줄 것을 촉구한다.

방송은 독일 환경국의 분석에 의해서도 이미 한국의 역삼투압 정수기 물은 먹는 물로 부적합한 것으로 판명 났으며, 독일은 이 같은 역삼투압 정수기의 부작용을 알고 이미 사용하지 않고 있으며 대다수 선진국도 비슷한 실정이라고 강조했다.

다른 나라에서는 부적합 판정이 난 물을 우리나라서는 제일 많은 사람들이 애용하고 있으니 이것을 어떻게 받아 들여야 하는가.

이는 병 주고 약 주는 격이 아니라 독 주고 병 주는 꼴이다. 만약 복지부 장관이 이의 실태조사나 사후조치를 하지 않는다면 이 문제는 직무유기에 따른 청문회나 국정조사라도 해야 할 판이다.

역삼투입 정수기 물이 국민 건강을 해치고 있다는 것이 방송을 통해 백일하에 드러난 이상 관련 기업들도 모른 척하고만 있을 것이 아니라 적극적인 해명이라도 해야 한다.

국민들도 자신이 사용하는 정수기가 어떤 방식인지 이번 기회를 통해 반드시 알아야 한다. 그렇지 않으면 믿고 마신 물이 독이 돼 결국 자신과 가족의 건강을 해치는 부메랑이 될 수 있다.

전 국민이 음용하는 물을 갖고 위험한 장난을 치는 일은 이제 여기서 끝을 맺었으면 한다. 그 일을 복지부 장관이 앞장서 해결해주기를 기대한다.

이명박 대통령께 드리는 글

대통령께서는 지난 4월27일 방송된 울산MBC의 보도특집 다큐멘터리 '워터시크릿-미네랄의 역설'이라는 충격적인 장면을 보셨습니까.

국정이 바빠서 챙겨보지 못하셨다면 꼭 보시기 바랍니다. 그 내용은 정부가 강 건너 불구경만 할 수 없는 매우 충격적인 사실들이며 국민 건강이 심각한 상황에 처해 있음을 증명하고 있습니다.

우리가 매일같이 마시는 물 문제는 어제 오늘의 일이 아니기에 조금은 등한시 할 수도 있습니다. 아니면 그 문제가 크고 작건 반복해서 일어나는 문제쯤으로 치부할 수도 있습니다.

대통령께서는 서울시장 재임시절 수돗물 불신을 없애고자 '아리수'라는 물을 만들어 판매하기 시작했습니다. 기대가 컷을 뿐만 아니라 수돗물 불신을 해소하는데 상당한 기여를 할 것으로 믿었습니다.

기대 했던 대로 아리수는 좋은 물이라는 평가를 받았으며, 어디에 내 놓아도 손색이 없다고 생각합니다. 그러나 애석하게도 아리수는 지금 미운 오리새끼가 되고 말았습니다. 박원순 시장도 이 문제로 골치를 앓고 있다고 합니다.

따져보니 지난 2007년부터 올해까지 4,973억원을 투입해 아리수 고급화 사업을 추진 수돗물을 끓이지 않고도 마실 수 있는 수준으로 만들어 놓았습니다.

하지만 이러한 아리수가 시민의 선택을 받지 못하고 있는 것은 물론 마땅히 음용률을 높일 방안까지도 없다고 합니다. 거기에다 이 대통령께서 서울시장 재임 당시부터 준비했던 페트병 아리수의 판매도 막힌 상태라고 합니다.

더 큰 문제는 아리수에 대한 시민들의 인식은 여전히 '마실 수 없는 수돗물'로 깊이 각인돼 있으며, 이 때문에 서울시민의 수돗물 음용률은 1%에 못 미치는 실정입니다.

잘 해보려고 하다 생긴 문제니 수정하고 보완하고, 아니면 접으면 될 일이지만, 어떤 정책이건 설익은 채로 도입하면 결국 국민의 혈세만 낭비하는 꼴이 된다는 것을 아리수가 잘 증명하고 있습니다.

아리수 정책의 이러한 결과는 정수기와 밀접한 관계가 있습니다. 아리수의 원수인 수돗물의 불신에는 정수기가 앞장서 왔기 때문입니다. 오히려 아리수를 홍보할 시간에 편법과 위법을 일삼는 일부 정수기 업자들의 무소불위를 처단하는 것이 옳았을 것입니다.

그러나 정부는 눈을 감고 말았습니다. 온갖 편법으로 수돗물 불신을 부추기고, 국민들을 속여 왔지만 남의 일 보듯 했습니다.

이로 인해 정수기 시장은 수돗물 불신에 힘입어 1조 시장이라는 공룡의 덩치가 됐습니다. 이제는 누구도 이 벽을 허물 수 없는 시장이 된 것입니다. 그렇다고 손을 놓고 있으면 결국 수 천 억원을 쏟아 부은 아리수는 문을 닫고 말 것입니다.

아리수는 그렇다 치더라도 지금 우리나라 정수기 시장에서 80% 이상을 차지하고 있는 역삼투압 방식의 정수기 물이 국민 건강을 위협하고 있다고 합니다. 아니 이미 위협수준을 지나 심각한 상태에 이르렀습니다.

그러하기에 4월 27일 방송된 울산MBC의 보도특집 내용을 말씀드리고자 하는 것입니다. 필자는 지난 2008년 '위험한 물장난'이라는 책을 집필해 역삼투압 정수기는 물론 국내 정수기 및 이온수기 업체들의 편법 행위 및 위험성 등을 고발했습니다.

광고에 재갈을 문 언론들을 뒤로하고 정수기 물은 국민의 생명과 직결된 문제라고 인식했기에 전문기자로서 계란으로 바위를 치는 심정으로 이 문제에 매달려 왔습니다.

그리고 3년이 흐른 지금 울산MBC는 역삼투압 정수기 물의 위험성을 과학적인 실험과 전문가들의 고견을 통해 이를 입증해냈습니다. 그 내용을 본 국민들은 아마도 큰 충격에 빠졌을 것입니다.

정수기에 한번 길들여지고, 업체들이 매일 같이 쏟아 내는 정수기 광고의 여파는 국민들의 눈과 귀를 마비시켜버려 어지간한 문제는 쉽게 망각해버립니다.

그러나 이번 울산MBC 방송의 내용 중 대통령께서 꼭 관심을 가져야 할 부분이 있습니다. 다름 아닌 역삼투압 방식의 물을 이대로 방치하다가는 미래세대의 건강에 적신호가 켜질 수 있다는 것입니다.

방송에 나온 김용언 의학박사(전문의)는 "어른들은 다른 반찬이나 음식을 통해 보충되지만 특히 우유나 젖을 먹는 어린영아들이나 학동기 아이들이 미네랄이 전혀 없는 물을 먹게 되면 여러 가지 칼슘이나 포타슘, 아연, 철분, 요오드 같은 우리 몸에 필요한 물질들이 상당히 결핍되기 쉽다"면서 "그래서 신장기능에 이상을 가져온다든지 성장에 지연이 온다든지 성격에 이상을 초래 할 수 있다"

고 말했습니다.

정수기에 대해서는 길게 설명드릴 수는 없지만 문제가 되고 있는 역삼투압 정수기 물은 미네랄이 없는 산성수라는 점을 먼저 이해하셔야 할 것입니다.

이 프로그램은 역삼투압 정수 방식으로 인체에 필수요소인 미네랄을 제거하고 체내 세포나 혈액의 pH(수소이온농도)를 5.9~6.3의 산성수로 변화시킨다는 문제에서부터 시작했습니다.

원래 체내 세포나 혈액의 pH는 7.4 정도의 약알칼리성을 띄고 있어 미네랄이 없는 산성수를 계속 마시면 면역력이 떨어지고 체질이 산성으로 변한다는 것입니다. 이 때문에 암과 당뇨, 신장결석 등 각종 질환이 발생한다는 것을 이 프로그램은 다양한 실험을 통해 증명해 보였습니다.

이런 사실이 증명됐음에도 주무부처인 환경부도 입을 닫고 있으며, 국민 건강을 책임지고 있는 복지부도 아무런 대책이나 조치를 취하지 않고 있습니다.

필자는 초기 일부 역삼투압 정수기들의 pH가 먹는물 수질기준(pH5.8이상~8.5이하)에도 못 미치는 상태(pH5.0~5.5)에서 어떻게 먹을 수 있는 물로 허가를 해주었는지를 따지기도 했습니다. 답이 없었습니다.

바로 이런 것이 문제인 것입니다. 처음부터 잘못 끼운 단추의 여파는 국민의 혈세 수천 억원을 투입한 아리수를 무용지물로 만들어 버렸으며, 지금은 국민의 건강까지 위협하고 있는 것입니다. 주지하다시피 지금 벌어지고 있는 문제는 초기부터 내재돼 있었던 것입니다.

대통령께서 서울시장 재임시절 아리수를 만들고자 한 것은 수돗물 불신을 없애고 보다 양질의 물을 공급함으로써 국민 건강에 도움을 줄 것이라 생각했을 것입니다.

지금도 늦지 않았습니다. 역삼투압 정수기 물에 대한 대대적인 정부조사가 이뤄져야 합니다. 추정컨대 수천 만명의 국민들이 사용하는 역삼투압 정수기 물이 방송 내용대로라면 당장 사용을 중단토록 해야 한다는 생각입니다.

대통령께서 임기 말에 반드시 해결해야 할 일이며, 국민의 생명을 지키는 것은 대통령께서 가장 먼저 해야 될 책무가 아닌가 하는 생각도 해봅니다.

문제가 있는 물이라 해도 마시면 극약처럼 곧바로 어떤 문제를 발생시키지는 않습니다. 그러나 장시간 노출되면 건강은 자신도 모르게 모래성처럼 허물어져 가는 것입니다. 국민 건강과 건강보험재정을 생각한다면 반드시 막아야 합니다.

국민들은 잘 모릅니다. 자신이 사용하고 있는 정수 방식이 어떤 것인지. 오히려 제품의 브랜드나 디자인에 현혹돼 정수기를 구입하는 것이 대부분입니다. 정작 가족의 건강을 위해 구입한 정수기가 건강을 해치고 있는데도 모르고 있다는 것에 더 심각성이 있다고 할 것입니다.

7월중 MBC에서 울산MBC에 보도된 내용을 공중파를 통해 다시 방영할 것으로 알려져 있습니다. 정수기를 사용하는 국민들 사이에 엄청난 혼란이 일어날 것입니다.

무지한 국민을 일깨우고 허물어 져가는 국민 건강을 더 이상 망치지 않게 하기위해서라도 대통령께서 이 문제를 심각하게 검토하고 고민해 주실 것을 재차 당부 드립니다.

우리 모두의 문제점

정수기 구입 시 물은 안보고 디자인만 본다

정수기를 구입할 때 무엇을 가장 중점적으로 봐야 할까. 전문가들은 두말 할 필요 없이 사람이 직접 음용하는 '물'이라고 단언한다. 그러나 상당수의 사람들은 자신의 집에서, 회사에서, 사무실에서 사용하고 있는 정수기가 무슨 방식인지 조차 모르는 사람들이 의외로 많다. 정수기를 구입할 때 정수 방식은 모른 채 TV나 신문 광고를 보고 선택했기 때문이다.

소비자들은 '좋은 물'인가보다는 광고, 디자인, 모델 등에 더 예민하게 반응한다.

이는 건강에 좋은 양질의 물을 만들어 내는 정수기를 여타 전자제품처럼 생각해 구입하고 있는데서 비롯된 현상이다.

수돗물 불신을 업고 등장한 정수기는 이미 결혼 혼수품 대열에까지 들어섰으며, 해를 거듭할수록 종류 또한 다양화 되고 있다. 이제는 각 가정이나 사무실 등에서 빠질 수 없는 물건이 됐다.

정수기가 보급되기 시작한지 20여년이 훌쩍 지나면서 정수기 시장은 폭발적으로 성장해 1조원대에 육박해 있다. 이제는 '물=수돗물'이 아니라 '물=정수기'를 연상할 정도가 됐다.

하지만 오늘날 정수기 시장의 폭발적인 성장에는 역삼투압 방식의 정수기부터 이온수기(의료물질 생성기)에 이르기까지 편법과 왜곡이 큰 몫을 했다.

즉 정수기와 이온수기라는 단순한 기계를 팔기위해 업자들이 수돗물 불신을 조장하는 것도 모자라 수돗물보다 더 못한 물을 마치 최고의 물인 양 왜곡된 홍보로 국민들을 현혹시킨 것이다.

현재까지 가장 큰 시장을 차지하고 있는 역삼투압 방식의 정수기들은 자신들의 단점을 철저하게 숨기며, 오로지 TV나 신문광고를 통해 승부를 걸어왔다. 물의 질보다는 광고의 힘으로 모델이나 디자인, 판매 기법을 앞세워 국민들을 현혹해 온 것이다.

얼음정수기에서부터 최근에는 일본의 방사능을 앞세운 이른바 '방사능 마케팅'까지 접목시켜 국민들을 호도해 왔다. 때문에 도덕적으로 많은 손가락질을 받고 있다. 그럼에도 국내 정수기 시장은 지금까지도 역삼투압 방식의 정수기들이 주도하고 있다.

역삼투압 방식은 증류수에 가까운 물일뿐만 아니라 산성화돼 마시는 물로는 적절치 않다는 지적을 지금까지도 받아오고 있으나 여전히 건재함을 자랑하고 있는 것이다.

일부 전문가들이 산성수의 오랜 기간 음용은 건강을 해칠 수 있다고 경고를 했지만 해당 회사들의 광고에 밀려 지금도 국민 속으로 투영되지 못하고 있다. 정작 산성비는 해롭다고 피하면서 혈액의 산성화를 앞당길 수 있는 산성수를 매일같이 음용하면서도 이를 아무렇지 않게 생각하는 것은 그야말로 어처구니가 없는 일이다.

엎친 데 덮친 격으로 이런 정수기 시장에 새로운 방식이라며 나타난 것이 '의료물질생성기'인 이온수기다. 산성수도 모자라 강알칼리까지 마시게 된 셈이다.

전문가들은 정상적인 사람이나. 유아, 임산부, 노인, 환자들이 의료용 물질인 pH9.2를 초과하는 강알칼리수를 상시복용하면 큰 화를 입을 수 있다고 경고한다.

정부가 제대로 된 홍보나 단속을 하지 않아 이 시장이 정수기 시장과 섞이면서 업자들이 허가는 이온수기로 받고도 팔 때는 정수기로 국민을 현혹해 파는 문제점을 유발시켰다.

정부는 허가 관리만 제대로 하지 허가 후 단속이나 감시를 게을리 함으로써, 상당수의 이온수기 업자들이 질병에 특효가 있는 정수기인 것처럼 국민들을 속여 판매하고 있다. 이 문제는 국정감사에서까지 거론됐지만 여전히 개선되지 않고 있다.

정부가 사용목적 등을 구체화 하고 사용상의 주의사항을 추가하는 등 안전사용을 유도하는 대책을 세워 놓아도, 정작 이온수기를 판매하는 업자들은 이를 반대로 해석해 마치 이온수기서 생성되는 의료용물질이 만병통치약인 것처럼 지금도 호도해 판매하고 있다. 징수기나 이온수기 모두를 통틀어 다양한 기기들의 기능, 디자인, 모델도 중요하지만 무엇보다 소비자가 철저하게 따져야 할 것은 물이다. 가장 좋은 물은 우리 몸의 pH(7.4)에 가장 근접해 있는 것임을 명심해야 한다.

이는 기능, 디자인, 모델이 건강을 지켜주는 것이 아니라 물이 그 역할을 하기 때문이다.

수돗물,
국민의 식수인가?

정직하게 다스려야 할 물이 두산 페놀사건과 뒤이어 발생한 크고 작은 강물오염 보도 등으로 이제는 정부가 '깊은 산속 옹달샘'보다 더 맑은 물을 공급한다 해도 국민들이 믿으려 들지 않는다.

어쩌면 국민들의 뇌리 속에는 '수돗물은 허드렛물'로 여기는 무언의 합의가 이뤄진 것으로 착각을 불러일으킬 정도다.

이런 와중에 수돗물의 대표주자라 할 수 있는 서울 수돗물 '아리수'가 2008년 9월1일 출시됐다. 그것은 1908년 뚝도 정수장에서 1만2,500 톤의 수돗물이 사대문 안과 용산 일대에 공급되기 시작한지 딱 100년째에 페트병 수돗물이 나온 셈이다.

이렇게 불신의 벽이 높은 수돗물이 다양한 브랜드로 생수처럼 팔려나갈 채비를 하면서 내심 정수기 시장에도 새바람이 불 것 같은 조짐이 나타났었다.

그러나 수돗물 불신의 벽은 너무 높았다.

수돗물 불신이 너무 큰 탓이지 정부가 추진 중인 각종 ‘물’ 정책이 비난여론에 밀려 잇따라 철회되는 등 신중치 못한 정책남발이라는 비판에까지 시달리는 현상이 나타났다.

정부가 지난 2000년 6월 ‘물 산업 지원법’을 입법 추진했으나 네티즌 등 국민의 반대여론에 부딪혀 취소했으며, 수도 개편법안도 내놨다가 논란이 되자 곧바로 철회키로 하는 등 논란의 불씨는 꺼지지 않고 계속되었다.

수돗물이 이토록 사회적 이슈가 되고 논란의 중심에 서 있는 근본적인 이유는 국민들에게 좀 더 가까이 다가가는 정책을 펼쳐 더 질 좋은 수돗물을 제공하고자 하는 정부의 진심이 제대로 국민 속으로 파고들지 못한 것이 그 이유다.

정수기와 먹는 샘물 시장이 급팽창해 현재 각각 1조원, 3,500억의 시장규모를 갖고 있는 것은 수도정책의 실패와 불신의 결과에서 비롯된 것이라고 볼 수 있다. 때문에 수돗물 병입수 판매는 현 상황을 감안한 정부의 고육지책으로 이해할 수밖에 없다.

많은 물 전문가들은 현재 정부가 추진해야 할 가장 시급한 문제는 ‘안전한 수돗물과 신뢰를 주는 수돗물’이라고 지적하고 있다. 정확한 지적이다.

현재를 두고 본다면 수돗물을 직접 음용하는 국민은 일부에 불과해 그 수치를 발표하기가 민망스러울 정도로 큰 불신을 받고 있다, 수돗물 관리의 비효율과 무책임, 불신의 틈바구니에서 생수 및 정수기 시장만 비대해지고 있는 것이다.

서울시 상수도사업본부는 서울의 수돗물은 사실상 세계 정상급이라고 말한다. 세계보건기구(WHO)가 권장하는 145개 항목의 수질 검사기준을 충족하고 있으며, 미육해공군 분석기관(STL)에서도 안전성을 인정받았다고 밝혔다. 이러한 내용으로 대대적인 광고도 내보냈다.

이러한 홍보에도 불구하고 애석하게 서울시민 10명중 6명은 여전히 '수돗물은 식수로 부적합하다'고 생각하고 있는 것으로 나타나고 있다.

한 조사결과에 따르면 부적합 이유는 '상수원이 깨끗하지 않을 것 같아서(32.3%)', '수도관·물탱크에 문제가 있을 것 같아서(23.8%)', '막연히 불안해서(12.6%)' 등의 순으로 조사됐다.

이런 결과는 시민들의 주된 식수가 정수기물 45.4%, 수돗물 39.2%, 생수 10.1%, 약수·지하수가 5.1%로 나타나고 있는 것에서 잘 증명하고 있다. 이는 2006년 조사결과와 거의 비슷한 수준이다.

불신의 벽만 높은 것이 아니다. 시간이 흐르면서 정수기 이용이 자신들도 모르게 중독처럼 체질화 되어가고 있다. 따라서 국민의 뇌리에서 한번 떠난 수돗물이 국민의 식수(음용수)로 되돌아오기는 그만큼 힘들다는 점을 말해주고 있다.

이런 문제로 인해 파생되는 또 다른 폐해는 수돗물 불신으로 인해 사람들이 생수를 먹기 시작하면서 지하수 고갈을 부채질 해 또 다른 재앙을 서서히 몰아오고 있다는 사실이다.

국민의 눈높이를 높여라

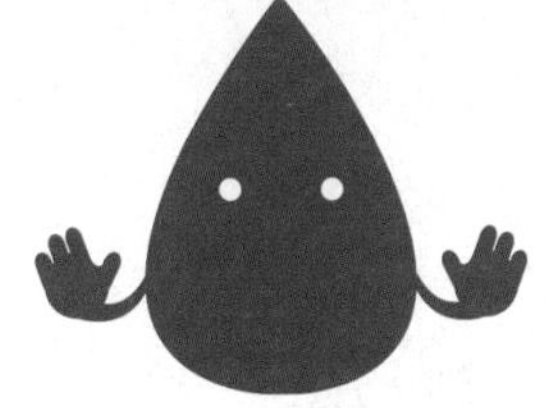

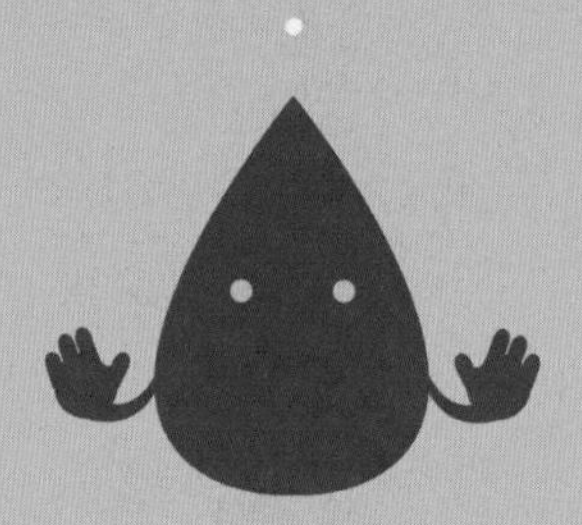

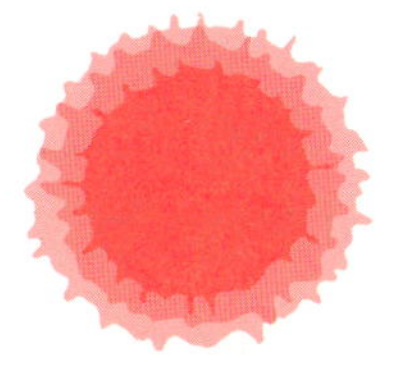

우리 몸에
좋은 물과 나쁜 물

웰빙을 찾는 소비패턴이 확산되면서 건강한 물에 대한 관심은 급격히 높아지고 있지만 이에 반비례해 정수기에 대한 지식은 답보 상태에 머물고 있다.

정수기 판매회사들은 '정직한 물', '건강한 물,' '깐깐한 물', '참 좋은 물', '웰빙수' 등 그럴듯한 문구를 앞세워 자사의 물이 최고인 양 홍보하고 있다. 그러나 이러한 용어들은 물의 질과는 큰 관계는 없다. 그것은 이 세상에 완벽한 물은 없기 때문이다.

그렇다면 어떤 물이 몸에 좋은가. 물은 보통 pH에 따라 약산성수(pH5~6), 약칼리수(pH7.0~8.5), 강알칼리수(pH9~10) 등으로 분류한다. 이 중 약알칼리수가 인체의 pH농도(7.4)와 비슷하디는 점에서 가장 좋은 물로 인정하고 있다.

좋은 물의 필수 조건이라면 유해 성분이 포함되어 있지 않고 칼슘과 마그네슘, 나트륨 등 미네랄이 풍부하게 함유된 물을 가리킨다.

물은 입, 위, 장을 거쳐 심장, 혈액, 신장 등의 순서로 순환하면서 혈액과 조직액의 순환을 원활하게 하여 혈액을 중성 또는 약알칼리성으로 유지시켜 준다. 또한, 영양소를 용해, 흡수, 운반해 신진 대사를 활발하게 해주고 체내에 불필요한 노폐물을 배설시켜주는 역할을 한다. 물은 열에너지의 함유성이 매우 좋아서 체온 조절에 가장 적합한 매체이기도 하다.

물은 체온을 조절할 뿐만 아니라 생체 에너지를 만드는 데도 중요하다. 우리 몸은 수백~수천 개의 효소들을 포함하고 있어 가히 생화학공장이라 할 만하다. 이들 효소들이 생화학반응을 통해 음식물로부터 생체 구성성분과 생체 에너지를 끊임없이 만들어낸다. 이때 물은 세포공장의 용매이자 원료로 이용된다. 물이 없으면 생화학공장의 대사과정이 멈추고 생명은 끝나게 되는 것이다.

또 물은 생명의 전깃줄로도 불린다. 생명현상을 유지하기 위해서 사람의 뇌는 약 100조 개의 세포에 끊임없이 생체기능 조절신호를 보내고 있다. 이 전기적 신호는 소금과 미네랄성분이 녹아 있는 물(혈액)을 통해 전달된다. 이 신호가 끊어지면 생체기능이 바로 정지된다.

전기적 신호를 일정하게 전달하기 위해서는 수소이온농도가 7.4로 일정해야 한다. 물이 주성분인 혈액은 산소와 영양을 공급하며 대사과정 중에서 에너지를 만들고 남은 찌꺼기를 흘려보낸다.

한국생명공학연구원 이대실 책임연구원은 좋은 물은 중금속, 오염 물질 등의 유해 성분이 없고 미네랄(칼슘, 칼륨, 마그네슘, 나트륨)이 적당량 함유되어 있으며, 8~14℃일 때 청량감을 주는 물이 맛있는 물의 조건이라고 말한다.

그러나, 콜라 같은 약산성(pH5.8 이하)의 물은 맛은 다소 좋을 수 있으나, 계속하여 음용 시 뇌졸중 발병률이 높아지므로 건강에 해롭다고 지적한다. 최근 미국에서는 학교에 설치된 콜라 자판기를 철수하고 있다고 한다. 산성이 건강에 악영향을 준다는 것을 알게 되면서이다.

물은 특히 자라나는 아이들에게는 혈액 순환이나 신진 대사를 촉진시키므로 아이가 잘 성장하고 발달해 가는데 좋은 물을 마시게 하는 것은 필수 조건이라고 할 수 있다.

아이들이 하루에 섭취해야 하는 수분의 양은 성인보다 3배나 많은 150ml(체중 1kg당)에 이르므로 이런 점을 감안해 정수기를 구입하면 건강에도 도움을 줄 수 있다.

일본에서는 지난 1997년 일본 규슈대 대학원 시라하따 교수팀이 전기분해 약알칼리성 물이 인체 내에서 활성산소를 제거한다는 연구결과를 발표한바 있다.

사라하따 교수의 '전해 환원수는 활성산소를 제거하고 산화장애로부터 DNA를 보호한다'는 논문은 미국의 과학잡지 BBRC에도 실렸는데, 그는 이 논문에서 '전기분해에 의해서 음극의 알칼리수에는 활성수소가 풍부하게 생기고 이 활성수소가 만병의 근원인 활성산소를 없애주기 때문에 건강을 유지시켜 줄 뿐 아니라 만성 성인병에 치료 효과가 있다'고 주장했다.

연세대 원주의대 생화학교실 김현원 교수도 국내외 연구는 물론, 자신이 직접 실험한 결과를 제시하며 매우 과학적인 방식으로 물의 실체를 해부한 그의 저서 〈내 몸에 가장 좋은 물〉에서 좋은 물의 조건을 이렇게 말하고 있다.

① 중금속이나 유기물질 같은 인체유해물질이 없을 것.
② 인체에 필요한 미네랄이 적절한 양으로 녹아 있을 것.
③ 우리 인체와 같이 약알칼리성을 띠고 있을 것.
④ 물의 구조를 치밀하게 해주는 6각수가 풍부할 것.
⑤ 활성산소를 없애는 능력을 가지고 있을 것.
⑥ 좋은 기운을 담고 있을 것.

김 교수가 주축이 돼 미네랄 약알칼리수의 다양한 효과를 동물실험을 통해 살펴본 결과, 항암효과 및 암전이 억제를 보였고, 세포성면역과 체액성 면역을 나타내는 사이토카인들이 모두 증가하였다는 결과를 나타냈다고 한다.

이것은 면역기능 상승이 항암효과 및 암전이 억제효과의 기전일 수 있다는 것을 시사해 주는 것이다.

또한 약알칼리수는 당뇨비만 쥐에서 혈당치와 중성지방, 콜레스테롤 수치를 낮추어 주었으며, 특히 콜레스테롤 중에서 혈관에 지방을 쌓이게 하는 저밀도단백질(LDL)은 억제되는 반면에 좋은 콜레스테롤로 알려진 고밀도단백질(HDL)은 증가시키는 것으로 밝혀졌다.

김 교수는 "마시는 물은 약이 아니기 때문에 치료제인 양 광고를 하는 것은 엄연한 과대광고일 수 있지만, 임상 실험을 통해 만성 질환을 앓고 있는 사람들에게 치료 효과를 나타냈다는 것은 입증된 것"이라고 말했다.

많은 학자들은 물 분자 집단이 미세한 물(육각수)은 세포 내 흡수가 빠르기 때문에 신진대사를 촉진시켜 체내의 노폐물이나 유해물질 등을 몸 밖으로 신속히 방출하도록 돕고, 혈액순환이 왕성하게 하며, 노화의 주범인 유해 활성산소를 몸 밖으로 배출하도록 돕는다고 말하고 있다.

물이 30초 만에 혈관에 도착한다는 사실에 비춰볼 때 더러워진 혈액을 깨끗이 하고, 만병의 근원이라는 활성산소를 없애려면 반드시 약알칼리수여야 하며, 미네랄을 갖고 있어야 한다는 것 또한 학자들의 연구결과다.

물은 우수한 용매로 각종 미네랄과 몸속에 녹아있는 산소 등 여러 가지 성분이 포함되어 있는데 어느 물에나 똑같은 성분이 있지는 않다. 따라서 이들 성분이 인체에 어떤 영향을 미치는지 정확하게 밝혀지지는 않았지만, 지금까지의 수많은 연구 성과를 종합해 볼 때 좋은 물 건강한 물의 기본 요건을 정의하면 다음과 같다.

- 오염되지 않은 순수하고 깨끗한 물(해로운 성분이 함유되어 있지 않아야 한다)
- 끓이지 않은 생수(끓이면 생수 속에 있는 용존산소와 미네랄이 파괴돼 물 고유의 생명력도 함께 파괴되어 버린다)
- 칼슘·나트륨·칼륨·마그네슘 등 미네랄이 적당히 함유된 물(인체 내의 신진대사를 원활하게 하는 역할)
- 맛이 좋은 물(맛이 좋은 물은 산소가 충분히 녹아 있다)이어야 한다는 것이다.
- 수소이온 농도는 약알칼리성 물이 좋고(약알칼리성 물이 인체에 흡수가 빠른데다 산성화를 방지하기 때문)
- 무색 무취여야 한다.

한편, 한국수자원공사는 더 정밀하게 좋은 물을 규정하고 있다.

- 무색무취
- 온도 8~14도
- pH중성 또는 6~7의 약알칼리성
- 과망간산칼륨 함유량 2㎎/L이하
- 염소이온 12㎎/L이하
- 증발 잔류물 40~100㎎/L 이하
- 유해성분(중금속, 농약)이 없을 것
- 미네랄 성분이 100㎎/L 정도 함유된 것
- 경도(물에 칼슘과 마그네슘이 함유돼 있는 정도: 물의 세기) 100㎎/L이하

그렇다면 어떤 물이 몸에 나쁜 물인가?

좋은 물도 있지만 음용해서는 안 되는 물도 있다. 세계 각국의 보건기구에서는 현재까지 알려진 오염물과 그 위험성을 기초삼아 음료 수질 기준을 정해 발표하고 있도록 권고하고 있다.

우리나라도 음용수 수질기준 등에 관한 규칙을 정하고 있다. 우리나라 음용수 수질기준 등에 관한 규칙에 따르면 마셔서는 안 되는 물은 다음과 같이 규정하고 있다.

- 병원생물에 오염되었거나 오염된 생물 또는 물질을 함유하는 것
- 시안, 수은 기타 유해물질을 함유하는 것

- 동, 철. 비소. 페놀 기타 물질을 허용량 이상 함유하는 것
- 과도한 산성이나 강알카리성을 갖는 것
- 소독으로 인한 냄새 이외의 무취를 갖는 것
- 무색투명하지 않는 것

이 규칙에 따른 기준에 적합하지 않는 물은 위생상 부적합하다고 할 수 있으며 이 기준은 적어도 좋은 물이 되기 위한 최소한의 조건이다.

세계보건기구(WHO)는 '현재 인간에게 발생하는 질병의 80%는 물과 관련돼 있다'고 말한다.

그만큼 물이 인체에서 매우 중요한 존재라는 것을 반증하는 것이다. 따라서 건강한 물, 몸에 좋은 물을 음용하는 것은 질병의 예방과도 밀접한 관계가 있을 수 있다.

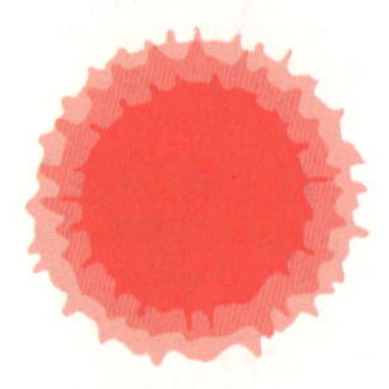

기적의 물, 약이 되는 물,
맛있는 물은 있는가?

물의 평가는 천차만별이다. 프랑스의 '루르드 샘물'과 독일 노르데나우 지방의 물이 질병을 치유하는 신비한 기적의 물로 알려져 있는가 하면, 우리나라 유명약수의 대부분은 약이 되는 물로 널리 알려져 있다. 또한 심산계속서 흐르는 물은 신선도가 높아 일반 물과 맛이 다르다는 것 때문에 맛있는 물로 많이 불려지고 있다. 이런 물들은 자연수라는 것 때문에 오염만 되어 있지 않다면 누구도 이의를 달지 않는다.

그런데 정수기가 보급되면서 부터 '건강한 물' '몸에 좋은 물'이라는 경쟁이 시작됐는데 아직까지 어떤 것이 '건강한 물'인지. 어떤 것이 '몸에 좋은 물'인지 소비자들도 헷갈리고 있다.

따지고 본다면 모든 물은 오염만 되지 않고 인체에 해악만 끼치지 않는다면 '몸에 좋은 물'로 보는 것이 옳다. 모든 것은 그냥 업자들이 사용하는 수식어일 뿐이다. 그러나 기적의 물, 약이 되는 물, 건강한 물은 여전히 많은 논란이 되고 있다, 사람에 따라서는 다양한 결과로 나타나고 있기 때문이다.

우리는 기적의 물, 약이 되는 물 등은 모두 누군가가 만들어낸 전설을 갖고 있다는 사실이다.

그렇다면 여전히 기적의 물로 알려지고 있는 프랑스의 '루르드 샘물'에 대한 전설을 더듬어 보자. 남쪽 프랑스와 스페인의 국경에 걸친 피레네 산맥부근에 '루르드'라는 작은 마을이 있다.

연간 600만 명이 찾아오는 이 마을의 물은 병과 상처가 낫는 기적이 일어나 1862년 정식으로 공인됐고, 140여년이 지난 지금도 가톨릭 최대의 성지가 돼 있다.

지금으로부터 110년 전쯤 이 마을에 베르나데타(Bernadette Soubirous, 1933년 12월 8일 성녀 베르나데타로 시성)라는 소녀가 살고 있었다. 그녀는 마리아의 경건한 신자였다.

어느 날 밤 베르나데타가 잠을 자고 있을 때 그녀가 믿고 있던 마리아가 나타나서는 "병을 고치고 싶으면 냇가의 바위에서 솟아 나고 있는 샘물을 마시는 것이 좋다. 또 그것을 온 몸에 적시면 어떤 난치병이라도 즉시 낫는다"고 말했다고 한다.

잠에서 깨어난 베르나데타는 그 말을 믿고 곧바로 마리아가 가르쳐준 바위로 올라가 솟아오르는 샘물을 퍼 동네 환자들에게 마시도록 했다. 그랬더니 신기하게도 환자들은 즉시 건강해졌다고 한다. 이후 이 물은 신기한 샘물로 알려지기 시작했고, 일부에서는 기적의 물로 부르기 시작했다. 많은 사람들이 찾기 시작했고 나날이 이 물은 유명세를 높여갔다. 세월이 흘러 성수의 알림을 받은 베르나데타도 결국 죽음에 이르렀고, 동네 사람들은 그의 시신을 샘 근처에 정성스럽게 매장했다.

그로부터 50년이 흐른 어느 날 그를 성녀로 모시기 위해 유체를 파냈을 때 그녀의 유체는 전혀 부패한 흔적이 없이 생전의 모습 그대로 보존된 상태로 있었다고 한다. 이에 1933년 로마 법왕청은 이 유체를 '성유체'로 산지루다루 수도원에 안치해 성인의 대열에 포함시켰다. 이후에도 수많은 종교인들이 이곳을 찾고 있으며 여전히 난치병이 낫는다는 소문은 꺼지지 않는다. 특히 현대의학으로는 어쩔 수 없다는 난치의 진단을 받은 환자들에게 루르드 샘물은 육신의 고통에서 벗어나기 위한 마지막 희망을 걸고 찾아오는 사람들로 북새통을 이룬다.

현재 이곳에는 병원을 설치해 기적적인 치유의 진정성(眞正性)을 조사하고 있으며, 많은 전문가들이 그 효능을 조사하고 있다.

루르드 의료국이 밝힌 자료에 따르면 2003년 4월 현재까지 루르드 의료국에서 완치 증명서를 받은 환자는 총 66명으로, 반신 및 전신마비 7명, 암 4명, 시각 장애 3명, 신경 장애 5명, 결핵환자 19명, 심각한 염증 11명, 심장 질환 3명, 기타 14명이라고 한다.

또 증명을 받기가 어려워 공식적 기록에 올라 있지는 않지만 그곳에 보관된 치료기록은 7000건이 넘는다고 한다. 이렇게 백년이 훨씬 넘은 오랜 세월동안 병을 고치기 위해 루르드를 향한 환자들의 행렬은 끊이지 않고 있지만 그 신비의 효능은 여전히 베일 속에 가려져 있다. 다만 루르드 샘의 분석에 관해서는 1992년 프랑스 포르드 브레스트 화학 분석 연구소에서 실시한 연구 결과에서 '무색무취 하다', '세균에 오염되지 않은 약알칼리성(pH7.9)'으로 확인 되었다고 한다.

이런 점에 미뤄 볼 때 질병 치유의 효과는 '세균에 오염되지 않은 약알칼리성이 가장 큰 몫을 하고 있는 것으로 보인다.

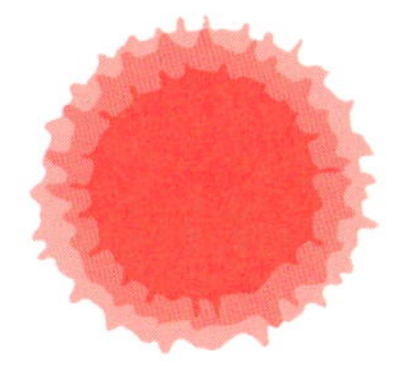

약알칼리성 물은
어떻게 구해야 하는가?

오염되지 않은 자연 그대로의 약알칼리수가 있다면 그보다 더 좋은 물은 없을 것이다. 그러나 산업사회의 발달로 인해, 도시 주변의 자연의 물들은 다양한 오염원의 불안으로 식수 음용에는 망설이게 된다. 그렇다고 깊은 산속의 물을 매일 찾아가 마신다는 것은 경제적으로나 시간적으로 현실과 맞지 않는다. 그렇다면 현대 사회를 사는 사람들은 어떻게 하면 약알칼리수를 음용할 수 있는가.

잘 관리된 믿을 수 있는 생수를 사먹거나, 아니면 과학의 발달에 의해 제대로 만든 정수기를 통한 방법이 있다.

이와 같은 두 가지 방법 중 생수를 먹는 것은 경제적인 부담과 시간적인 노력이 만만치 않게 든다. 때문에 손쉬운 것은 아무래도 약알칼리수를 생성하는 정수기를 구입하여 그 물을 먹는 것이 될 것이다.

현재 국내에서는 다양한 방식의 약알칼리수를 생성하는 정수기들이 있다. 중공사막 방식이나 전기분해 방식, 압축활성탄 방식 등 여러 방식들이 '미네랄을 함유한 약알칼리성' 물을 생성해 낸다.

여기에 더해 필터를 다양하게 배치하여 오염 물질을 제거하거나, 저수조를 아예 없애 저장된 물의 오염 부분을 원천적으로 차단한 제품들도 속속 시장에 진출하고 있다.

일반적으로 가장 대표적인 방식 세 가지에 대하여 간략하게 설명해 본다.

전기분해 정수기에서 약알칼리성 물이 만들어지는 원리는 이렇다. 물에 전기가 흐르면 양극에서는 물이 전기분해 돼 생성된 OH-가 산소(O_2)분자로 되면서 OH-가 H+보다 상대적으로 많이 소모돼 양극 주위의 물은 산성이 되는 것이며, 음극 주위에서는 H+가 수소(H_2)분자로 되면서 H+가 OH-보다 상대적으로 많이 소모되기 때문에 알칼리성의 물이 되는 것이다.

이때 음극에는 칼슘, 마그네슘, 칼륨, 나트륨, 등 양이온을 띤 미네랄들이 만들어지고, 양극에는 염소이온, 황산이온, 질산이온 등 음이온이 모여든다.

결국 전기분해의 음극에서는 몸에 좋은 미네랄이 풍부한 약알칼리수가 만들어지고 양극에서는 염소이온과 같은 음이온이 많은 산성수가 만들어지는 것이다.

중공사막 방식의 필터는 폴리에틸렌으로 된 다공성 섬유(10^{-7}~10^{-8}m)를 말하는데, 이러한 중공사막 필터를 다발형으로 집속하여 물을 정수한다. 중공사막 필터는 물속의 미네랄 성분은 그대로 유지하면서 분산성 입자, 녹 찌꺼기, 곰팡이, 미생물 및 바이러스까지 완벽하게 제거하며, 수돗물의 자연압에서도 충분한 양의 정수를 얻어낼 수 있다. 여기에다 압축활성탄을 동시에 사용하기도 하는데, 활성탄은 숯과 같은 미네랄 성분의 덩어리로 물에서 약알칼리성을 띤다. 활성탄은 다공성 물질로 그 안에 작은 구멍이 무수히 많이 있어서 물에 녹아 있는 염소 및 유기물질을 흡착하는 효과가 있다.

압축활성탄 방식은 미세하게 분쇄한 활성탄에 특수 바인더(결합제)를 첨가해 약 1300도에서 가열하면서 압축시켜 단단하게 만든 것으로 흡착기능이 높고 아주 미세한 물질까지 제거 할 수 있다. 특히 물의 오염을 방지하기 위해 살균기능인 UV램프가 장착되어 있는 것이 특징이다.

대부분의 중공사막 방식의 정수기는 부직포, 압축활성탄, 중공사막 필터를 함께 사용하기 때문에 필터를 제때에 갈아주기만 하면 물속의 오염물질을 제거하는데 부족함이 없다. 이러한 필터 방식의 장점은 오염물질은 거의 다 제거하지만 인체에 필요한 필수 미네랄들은 물속에 그대로 유지할 수 있다는 점이다.

뿐만 아니라 이러한 세가지 정수 방식들은 역삼투압 정수방식에 비해서 물의 낭비가 심하지 않아 비교할 수 없을 정도로 경비가 저렴하다는 장점도 있다.

우리 모두는 현명하게 판단하여 우리 건강은 우리 스스로 지켜야 한다. 다시 강조하지만 역삼투압 방식의 정수기는 절대 안 된다. 제발 광고에 현혹되지 말고 제대로 된 정수기를 사용하여 건강한 삶을 살기 바란다.

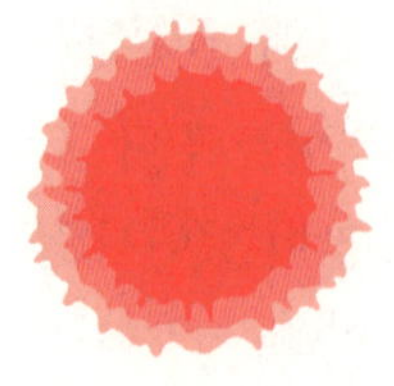

약알칼리수의
효용

우리의 혈액은 동물성 단백질이나 지방 등을 과잉섭취하거나 스트레스가 오래 지속될 경우 산성화되기 시작해 인체의 항상성을 깨 버린다. 이때 약알칼리수를 음용하면 지방과 노폐물로 인해 산성화되고 탁해져 잘 흐르지 않는 혈액을 중화시켜 혈액순환을 원활하게 해준다고 밝혀져 있다.

또 다른 연구에서는, 우리 몸의 혈액이 산성화되면 약알칼리성의 pH를 유지하기 위해 뼈나 치아의 칼슘이 빠져 나와 칼슘이온이 되는데, 그렇게 되면 뼈와 치아를 약하게 할 뿐만 아니라, 산성 대사물들이 미네랄들과 결합하여 뭉쳐서 관절을 비롯한 많은 기관에 염증을 일으키기도 하며, 신장이나 요관에 결석 등을 일으킬 수도 있다고 말한다.

특히 임산부의 경우 태내의 아기가 만드는 산성대사물을 중화하기 위해서 알칼리성 미네랄을 빼앗기기 때문에 알칼리성 미네랄이 부족하게 되어 혈액이 산성화되기 쉽다고 한다. 입덧의 원인이 다 밝혀지지 않았지만 혈액이 산성화됨에 따라 입덧이 생긴다는 견해도 있다. 그렇다면 입덧이 심할 때도 약알칼리수를 마시면 매우 효과적일 수 있다.

실제로 일본에는 임산부들을 위한 전문 병원이 있는데 이 병원에서는 임신 초기부터 모든 임산부들에게 약알칼리수를 마시게 하고 모든 음식물을 가공할 때도 약알칼리수만 사용한다고 한다. 그 결과, 놀랍게도 기형출산이나 선천성장애아가 전혀 없었다고 한다.

이러한 결과는 무엇보다 아기에게 가장 중요한 양수가 깨끗해지기 때문이라고 의사들은 말한다. 엄마의 혈액이나 체액도 약알칼리수를 계속 먹으면서 건강해진 것도 이유 중에 하나일 것이다.

약알칼리수는 물의 구조가 치밀하게 강화되어(6각수) 생체를 외부의 자극이나 교란으로부터 안정되게 유지시키며, 산성화된 체액을 약알칼리성으로 되돌릴 수 있다. 또한 풍부한 활성수소가 들어있어 만병의 근원이며 노화의 주원인인 활성산소를 없애주는 항산화 능력까지 갖고 있다는 것이 전문가들의 연구결과다.

영국의 세계적인 과학잡지 '네이처'에서는 당뇨병으로 인한 혈당 상승으로 활성산소가 과잉 형성돼 수많은 합병증까지 발생시킨다는 논문이 발표된 바 있다. 이를 두고 볼 때 당뇨환자의 경우 알칼리수를 음용할 경우 활성산소가 제거돼 당뇨합병증 예방은 물론 치료의 효과도 기대할 수 있다는 결론이다.

일본 고베시에 있는 교와병원은 지난 18년 동안 알칼리수를 이용해 다양한 질환의 환자를 치료하는 병원으로 유명하다.

이 병원에서는 당뇨, 고혈압, 아토피성 피부염 등 15가지 질환에 알칼리수를 사용하고 있다. 이 병원 환자 중에는 당뇨병으로 인한 괴사증 증세로 발가락을 절단해야할 정도였으나 하루 6리터 이상의 알칼리수를 마시고 완전히 회복된 사례 등을 보유하고 있다.

물론 약알칼리수가 만병통치는 아니다. 사람에 따라 또는 질병의 정도에 따라 좋아지는 속도는 다르게 나타날 수도 있지만 적어도 약알칼리수의 효능만큼은 전 세계 과학자들이 인정하고 있다는 사실이다. 따라서 이런 사례들이 우연의 일치라고 하더라도 이왕에 마시는 물이라면 현대의학으로 별다른 효과를 보지 못한 질병의 경우는 약알칼리수의 음용이 효과적이라는 판단이다. 좋은 물을 많이 마시는 것만으로도 건강해질 수 있다면 말이다.

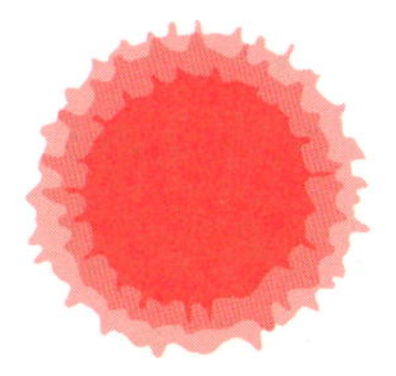

가장 중요한 것,
미네랄

지금껏 필자는 역삼투압정수기의 단점에 대하여 이야기 했다. 미네랄이 없고, 산성수를 만들어내고, 임산부와 아이들은 절대 먹어서 안 되는 물이고, 암을 유발하는 등 각종 성인병의 원인이 아닌가하는 의혹을 얘기했다.

이러한 의혹의 가장 중심에는 미네랄이 있다. 그렇다면 미네랄은 무엇이고 왜 미네랄이 중요한지, 미네랄이 있고 없고의 차이가 무엇인지, 미네랄의 역할과 효능에 대해서 알아보자.

인체는 4대 주요 원소가 약 96%를 차지하고 있다. '탄소C, 수소H, 산소O, 질소N(탄수화물, 지방, 단백질, 비타민)'가 그것이다.

이 4대 주요 원소를 제외한 나머지 모든 원소가 미네랄이다. 미네랄은 인체의 약 4%를 차지하는 미량이지만 없어서는 안 될 중요한 역할을 한다. 인체는 72종류의 미네랄을 필요로 한다고 미국의 생화학자 Pauling박사는 말한다.

주요 미네랄로는 하루 필요량이 100mg 이상으로 미네랄 중 90%를 차지하는 나트륨(Na), 칼슘(Ca), 인(P), 마그네슘(Mg), 칼륨(K), 유황(S), 염소(Cl) 등 7가지가 있다.

하루 필요량이 100mg 미만으로 미네랄 중 10%를 차지하는 미량 미네랄은, 비록 양은 적으나 많은 효소작용은 물론 생명활동에 꼭 필요한 미네랄로 망간(Mn), 코발트(Co), 요오드(I), 붕소(B), 게르마늄(Ge), 리튬(Li), 질소(Ni), 몰리브덴(Mo), 바나디움(V), 규소(Si), 스트론튬(Sr), 주석(Sn), 불소(F), 치탄(Ti), 루비듐(Rb), 바륨(Ba), 텅스텐(W), 알루미늄(Al), 철(Fe), 아연(Zn), 구리(Cu), 셀레늄(Se), 크롬(Cr), 니켈(Ni), 풀루오르(F) 등이다.

이러한 필수 미네랄이 충분하거나 또는 부족할 때 우리 몸에서는 어떤 일이 벌어질까? 필수 미네랄이 충분하면 유해 미네랄의 흡수를 방지하며, 설사 체내에 유해 미네랄이 들어와도 결합을 방해하여 체외로 배출을 촉진한다. 필수미네랄이 부족하면 세포나 조직에 정착하여 장해를 유발하는데, 예를 들어 철분이 부족할 때 헤모글로빈에 철 대신에 수은 등이 결합된다.

인체 내에서 미네랄이 하는 일은 간략하게 정리해 보았다.

체내 조직을 만든다	뼈 : Ca(95%), P(85%), Mg(60%)
체내 효소를 활성화	효소작용에서 스위치 역할(Mg, Zn)
비타민을 활성화	미네랄이 없으면 비타민도 소용없다
호르몬을 만든다	단백질/지방을 재료로 호르몬 합성 시
체내 pH를 약알칼리성으로 유지	pH 7.4 유지(Ca, Mg, K, Na)
세포의 침투압을 조정	세포 내부(영양분), 외부(노페물 배출)
세포까지 영양분을 인도	소장에서의 포도당 흡수(Na)
신경 작용을 조절	신경전달물질 방출(Ca, Mg)

주요 미네랄의 효능도 살펴보았다.

미네랄(mg)	효능
Ca (칼슘) 남:700, 여: 600	뼈, 치아 생성, 동맥경화 및 고혈압 예방. 부족하면 신장결석 및 골다공증 원인.
Mg (마그네슘) 남:310, 여: 250	효소작용 도움, 신경전달 및 근육수축에 필수, 삼투압 조절, 체온 및 pH 조절. 특히 스트레스 많은 사람에게 필수적임. 부족하면 손 떨림, 과민증, 협심증 원인.
Na (나트륨) 3937	세포 외체액의 삼투압 조절, 당분 흡수, 장에서 영양 흡수, 신경전달, 혈액량 조절. 부족하면 구토, 현기증, 성장 부전, 저혈압 원인.
K (칼륨) 2000	세포내 삼투압 조절, 신경전달, 과잉의 Na 배출. 부족하면 신경 흥분, 피로, 변비 원인.
Se (셀레늄) 남:0.06, 여: 0.045	항산화 및 항암 작용. 부족하면 심근증에 의한 심장마비.
P (인) 700	세포막 형성, 신진대사와 효소활성화, 뼈와 치아를 튼튼하게 함. 부족하면 구루증, 골다공증. 과잉되면 부갑상선 기능 저하.
Zn (아연) 남:11, 여: 9	단백질 합성, 인슐린 성분으로 면역기능, 미각, 정력, 효소작용.
Cu (구리) 남:8, 여: 6	철과 함께 적혈구 헤모글로빈 생성, 뇌, 신경, 색소 생성(흰머리).
Mn (망간) 남:4, 여: 3	영양분 대사작용, 인슐린 합성, 혈당치 내리고 지방간 예방하는 콜린 생성.
Fe (철) 남:10, 여: 12	적혈구내 헤모글로빈에 결합하여 산소 운반, 부족하면 빈혈.

이처럼 미네랄은 우리 몸에서 가장 중요한 역할을 한다. 역삼투압 정수기의 문제점은 바로 이 부분이다.

앞에서 필자는 '역삼투압 정수기의 물은 이온성 물질에 대해 99%에 가까운 제거율로 미네랄 성분 등이 완전히 제거됨으로 증류수에 가까운 물이고, 산성화(pH5.5)돼 마시는 물로는 적절하지 않은 산성수'라고 말했다.

다시 말해 산성수라서 미네랄이 없는 것이 아니라 미네랄이 없기 때문에 산성수가 된다. 때문에 울산MBC의 특집 프로그램도 '워터시크릿-미네랄의 역설'이라는 제목을 붙인 이유가, 인간이 마시는 물에 미네랄이 없다는 것이 얼마나 위험한 문제인지를 부각시키기 위한 것이다.

미네랄이 없는 증류수의 물은 공기 중 이산화탄소가 녹으면서 산성수가 된다. 따라서 물이 약알칼리성을 띤다는 것은 물에 미네랄이 녹아 있다는 증거이다.

앞에서도 얘기했지만, 한때 중공사막 방식의 정수기 회사들이 역삼투압 방식 정수기 회사들의 물에 미네랄이 없는 것에 대해 공격하자, 역삼투압 방식 정수기 회사들은 이렇게 주장했다.

"인체가 필요로 하는 미네랄은 아주 적은 양이며 그 정도 미네랄은 다른 야채나 과일, 음식물 등에서 섭취하면 된다."

그럴 수만 있다면 얼마나 좋을까. 하지만 안타깝게도 현대인들의 식단은 그렇게 풍부한 미네랄을 제공하지 않는다.

이미 몇 십 년 전부터, 즉 1936년 미 국회 상원문서 264호는 '우리의 농토와 강우, 토양은 미네랄이 고갈되어 거기서 나는 곡식이나 과일 및 열매 등에는 미네랄이 부족하기 때문에, 이것을 먹는 사람들은 미네랄 결핍증에 걸린다'고 발표했다.

또한 국제환경개발회의도 1992년도에 '과거 100년간 세계의 농지에서 미네랄 함량이 55%-85%만큼 감소했다. 예를 들어 1950년-2000년 사이에 100g 중 철의 함유량이 무는 1/5, 시금치는 1/6, 인삼은 1/10로 감소했다고 발표했다.

한편 한국원자력연구소의 박영재 박사는 이미 우리 식품 중 곡물이나 야채는 과거보다 미네랄 함유량이 약 1/50에서 1/100로 줄었다고 말한다.

이게 무슨 말인가 하면 '식물이 미네랄을 비롯한 토양 속의 영양소 흡수를 위해서는 미생물의 도움이 필요한데, 화학비료의 과다 사용으로 미생물이 살기 힘든 토양이 되어 곡물과 야채에 미네랄이 결핍되어 있다'는 말이다.

　미네랄이 뭔가? 미네랄이란 주로 광석에 포함된 광물질들이다. 위에서 열거한 여러 미네랄들이 비가 와서 땅으로 스며들면서 돌이나 토양, 암반에서 조금씩 녹아서 물에 포함되고, 이것이 땅에 흡수되고 이러한 땅에서 성장한 야채, 곡물 등이 인간의 먹거리가 되는 것이다. 하지만 지금 지구상의 모든 농지들은 미네랄 성분이 거의 고갈 되었다고 해도 과언이 아니다.

　화학농법으로 말미암아 토양의 미네랄 싸이클이 붕괴되었기 때문이다. 토양의 미네랄 싸이클은 비에 녹은 광물질이나 퇴비, 또는 가축의 분뇨 등 유기질 비료에 의해서 유지된다. 하지만 생산량 증대를 위해 화학 비료를 쓰는 순간 미네랄 싸이클이 차단되고, 이러한 토양에서 생산된 농산물에는 미네랄이 결핍되어 있을 수밖에 없는 것이다.

　이런 농산물을 먹을 수밖에 없는 우리 몸의 미네랄 싸이클 역시 붕괴되는 것이 당연하다. 나날이 심해지는 성인병과 암, 우리 건강의 가장 큰 문제 중의 하나가 바로 이 미네랄 결핍이다.

　그래서 우리는 유기 농산물을 찾고 친환경 농법을 선호하면서 그것들에 대해 비싼 가격에도 기꺼이 값을 지불한다.

　이렇게 우리의 식품에서 점점 미네랄의 양이 줄기 때문에 물에서 섭취하는 미네랄이 아주 중요해진다. 매일 물에서 섭취하는 미네랄의 양은 결코 적지 않다. 매일 마시는 물에서 소량이지만 섭취하는 미네랄이 있고 없고의 차이는, 우리 몸을 살리고 지키는 유일한 방법일지도 모른다.

그런데도 역삼투압 방식의 정수기를 고집할 것인가?

필자가 주장하고 싶은 것은, 적어도 물만이라도 안심하고 마실 수 있는 사회를 만들자는 것이다.

한국인들의 위암 발병율이 세계 1위라는 타이틀이, '미네랄이 없는 물을 20여년이나 장복한 결과'라는 필자의 주장이 이제는 믿어지는가?

'미네랄의 역습'을 막아야 한다.

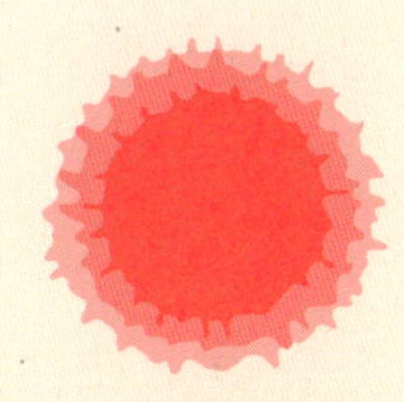

물에 대한 궁금증
10문10답

☞ **물은 우리 몸에서 어떤 역할을 하는가?**

그 역할은 크게 다섯 가지로 분류해 볼 수 있다.

1) 노폐물의 배출을 높인다 - 물은 마시는 만큼 땀이나 소변으로 배출되는데 이때 몸 안의 노폐물이 몸 밖으로 배출된다.

2) 혈액 순환을 돕는다 - 수분이 부족하면 혈액은 농도가 진해져 순환이 어렵게 된다. 그러므로 적절한 수분 섭취는 혈액 순환을 도와 냉증을 예방한다.

3) 소화 흡수를 돕는다 - 모든 음식은 물에 녹은 상태에서 소화되고 흡수된다. 위와 장 등 소화 기관은 적정량의 물이 있어야 정상 상태를 유지해 소화 흡수를 원활하게 한 수 있다.

4) 상운동을 도와 변비를 예방해준다 - 장을 활발하게 움직이게 해줄 뿐만 아니라 대변의 크기나 묽기를 적당하게 조절해준다.

5) 병원균의 침입을 막아준다 - 몸속에서 세포를 감싸면서 외부

의 병균이 침입하는 것을 막아주고 영양분이 잘 흡수되도록 도와
주어 면역력을 높여주는 역할을 한다.

☞ 물에 미네랄 성분이 들어 있으면 무엇이 좋은가?

인체의 대사과정을 자세히 들여다보면 효소들은 물과 함께 금속성분(미네랄)을 필요로 한다. 마그네슘, 칼슘, 나트륨, 칼륨, 철분 등이 대표적인 미네랄이라 할 수 있다. 어찌 보면 미네랄이 없는 깨끗한 증류수는 오히려 우리 몸에 해가 될 수 있다. 즉 생체는 지구환경에 존재하는 다양한 성분을 골고루 활용하며 살도록 적응된 셈이다.

또 생명현상을 유지하기 위해서 사람의 뇌는 약 100조 개의 세포에 끊임없이 생체기능 조절신호를 보내고 있다. 이 전기적 신호는 소금과 미네랄성분이 녹아있는 물(혈액)을 통해 전달된다. 이 신호가 끊어지면 생체기능도 바로 정지된다.

이 신호를 일정하게 전달하기 위해서는 산도(수소이온농도)가 pH7.4로 일정해야 한다. 물과 미네랄이 그 완충역할을 담당하고 있기 때문이다. 물이 주성분인 혈액은 산소와 영양을 공급하며 대사과정 중에서 에너지를 만들고 남은 찌꺼기를 흘려보내는 일을 한다.

우리 몸에서 미네랄은 4% 정도 밖에 차지하지 않지만 신체순환에 작용하는 역할은 매우 크다. 이는 신체순환에서 중요한 구실을 하는 요소단백질들이 작용하려면 각각 특정 미네랄이 필요하기 때문이다. 이러한 미네랄 성분은 물에 완전히 이온 상태로 용해돼 있거나 나노단위(1나노미터는 10억분의 1m)의 콜로이드로 녹아 있어야 세포막을 통과한다. 물에 용해된 미네랄은 몸에 흡수

되는 비율이 높기 때문에 음식으로 섭취하는 양보다 적은 양으로도 충분하다.

현대인들은 만성적인 미네랄 결핍증에 시달리고 있다고 봐야 한다. 몸에 꼭 필요한 미네랄이 결핍될 때 여러 질환이 생기는 것이다. 그 중에는 미네랄만 적절히 보충해줘도 치유되는 병도 있다. 이런 점을 두고 볼 때 우리가 상시 음용하는 물에 미네랄 성분이 들어 있으면 일거양득이 될 것이다.

☞ 약산성의 물을 오랫동안 음용해도 되는가?

한국생명공학연구원 이대실 책임연구원은 "좋은 물은 중금속, 오염 물질 등의 유해 성분이 없고 미네랄(칼슘, 칼륨, 마그네슘, 나트륨)이 적당량 함유되어 있으며, 8~14℃ 일 때 청량감을 주는 물이 맛있는 물의 조건인 반면, 약산성(pH5.8 이하)의 물은, 계속하여 음용 시 뇌졸중 발병률이 높아지므로 건강에 해롭다"고 지적했다.

우리가 늙어간다는 의미는 우리 몸이 점차 산성화 되고 있다는 뜻이다. 즉, 죽음은 산성화의 결정판이라 할 수 있다. 때문에 좀 더 오래 살기 위해서는 산성화 과정을 지연시키는 것뿐이다. 산성에 산성을 더해버리는 것이 과연 몸에 이롭겠는가?

또한 경도가 지나치게 낮은 물은 심장 혈관 계통의 질환 발병률을 높인다고 보고되고 있다. 따라서 어떤 이유가 됐건 약산성의 물을 장복하는 것은 바람직하지 않다고 보는 것이 옳다.

☞ 이온수기와 정수기는 무엇이 다른가?

이온수기는 정확히 말해 의료용 물질을 생성하는 의료기기지 정수기가 아니다. 정수기와 이온수기는 관리주체부터 다르다. 현재 정수기는 환경부가, 이온수기는 식품의약품안전청이 관리하고 있다. 때문에 pH기준도 다르게 관리되고 있다. 정수기는 대중을 상대로 하기 때문에 먹는 물에 적합한 물을 생성하는 반면, 이온수기는 특정인(위장질환자)들을 대상으로 하고 있기 때문에 pH9.2~9.8의 강알칼리를 생성하는 것이다.

특히 이온수기의 경우는 강알칼리를 생성하는 것 때문에 정수기가 아닌 의료기기로 관리되고 있다. 그러나 식약청이 이를 제대로 관리하고 있지 않아 많은 이온수기들이 pH9.2 이하의 물이 생성되는 조절기를 부착(엄격히 따지면 위법)해 마치 정수기처럼 판매하고 있는 것이다.

pH9.2 이상의 강알칼리는 위장에 아무런 문제가 없는 정상인이 음용하면 오히려 해악을 끼칠 수 있으니 조심해야 한다.

☞ **알칼리수라고 부르는 물은 강알칼리수를 말하는가, 아니면 약알칼리수를 말하는가?**

보통 알칼리수는 강알칼리와 약알칼리수를 통칭해 부르고 있다. 그러나 이를 정확히 세분해 보면 우리가 일상적으로 음용할 수 있는 물은 약알칼리수(pH7~8.5)이다. 강알칼리수(pH9.2~9.8)는 일반인이나 노약자 등이 상용하면 오히려 건강을 해칠 수 있다. 강알칼리수는 식약청이 알칼리 이온수기에 적용해 특별히 관리하고 있는 것이 이를 입증하고 있다. 강알칼리수를 정상인이 마신다는 것은 양잿물에 버금가는 물을 마시는 것이나 다름없다고 보면 된다. 따라서 알칼리수를 말할 때 pH기준으로 약알칼리수와 강알칼리수를 혼동해서는 안될 것이다.

☞ 전해환원수는 어떤 물을 말하는 것인가?

전기분해를 통해 음극과 양극에서 모이는 물을 격막을 통해 분리해서 음극 쪽에 모이는 수소가 풍부한 물을 알칼리수, 양극 쪽에 모이는 물을 산성수라고 한다. 이 음극 쪽에 모이는 '수소가 풍부한 알칼리수'는 환원력이 뛰어난데, 이를 '전해환원수'라고 말하는 것이다. 또 '전해환원수'는 일반적으로 '알칼리 이온수'라고 불리고도 있는데 이는 명백히 다르다고 봐야한다.

'전해환원수'란 환원력을 갖는 활성수소를 풍부하게 함유한 물로서, 그 결과 각종 활성산소를 제거하는 힘을 가진 물이란 의미에서 의도적으로 알칼리 이온수와 구별해서 사용하고 있다.

알칼리 이온수는 단순히 이온을 함유한 알칼리성 물이다. 그러나 전해환원수의 경우 그것이 알칼리성이라는 점이 중요한 것은 아니다. 실제로 알카리성의 전해환원수를 중화한 후에 여러 가지 실험을 해보면 중화되더라도 환원력은 그대로였다. 중요한 것은 몸속의 과잉된 활성산소를 제거하는 환원력을 '가지고 있느냐, 아니냐'하는 것이다. 그러나 '전해환원수'이면서 누구나 음용이 가능한 약알칼리수라면 더욱 좋을 것이다.

알아 둘 것은 산성수와 강알칼리수는 일반적인 음용수로는 적합하지 않다. 산성수는 음용보다는 세안용으로 많이 사용하고, 강알칼리수는 위산중화를 위해 주로 위장질환을 가지고 있는 사람들에게 이용되고 있다.

산성수나 강알칼리수는 보통의 사람들이 장복하면 몸에 이로울 것이 없다. 때문에 강알칼리수의 경우는 음용 시 의사의 지시를 따르도록 하고 있는 것이다. 알칼리수가 몸에 좋지 않다는 주장도 있지만, 이는 약알칼리와 강알칼리를 구분하지 않고 말하는 것이며 실은 강알칼리수를 말하는 것이다.

모든 물이 pH7.0인 중성과 알칼리수, 산성수로 나뉘는데 산성수는 당연히 안 먹어야 하는 물이고, 약알칼리까지 나쁘다면 먹을 물이 없을 것이다. 즉 마시는 물로는 약알칼리수이고, 강알칼리수는 많이 마시면 몸에 좋지 않다고 말하는 것이 정확한 표현이다.

미국의 과학잡지 'BBRC'에 실린 일본의 시라하따 교수의 논문을 보면 "전해환원수는 활성산소를 제거하고 산화장애로부터 DNA를 보호한다"고 정의하고 있다.

☞ 활성산소와 활성수소는 어떤 물질인가?

활성산소는 영양분을 태워 에너지를 만들어 내는 과정에서 필연적으로 생성되는 높은 활성을 가진 산소라고 보면 된다. 보통의 산소는 살아가는데 필수의 요소지만 이 과정에서 생기는 활성산소는 격렬한 반응성을 가지고 있어서 낮은 온도에서도 갖가지 물질과 결합해 산화시켜 버린다.

활성산소는 호흡을 통해 유입된 산소의 양 가운데 약 2~3%정도가 자연적으로 생긴다. 활성산소는 강력한 산화력이 있는데 우군이든 적군이든 가리지 않고 마구 공격하는 성질이 있다. 이 반응은 우리 몸에 있어서 필수불가결한 존재이다.

우리 몸은 어떤 의미에서 영양 덩어리와 같아 조금만 방심해도 세균이나 바이러스의 먹이가 되어버리기 일쑤이다.

이를 방지하고 있는 것이 면역계의 세포군으로 활성산소를 무기로 하여 세균이나 바이러스를 제거하고 체내에서 불필요해진 세포나 물질을 활성산소를 이용하여 분해해 준다.

활성산소는 원래 우리 몸의 면역체계를 담당하는 파수꾼 역할을 한다. 그러나 활성산소가 과잉 발생하게 되면 유전자나, 세포막, 단백질 등을 손상시켜 장애를 일으키고 나아가서는 여러 질병의 원인이 되기도 한다. 즉 활성산소가 세균이나 바이러스를 공격하면 면역체계의 선봉장 역할을 하는 것이지만, 정상세포를 공격하게 되면 암이나 각종 질병을 유발하는 천덕꾸러기가 되는 것이다. 따라서 적정량의 활성산소는 필요하지만 과도한 활성산소는 몸에 해를 끼치는 것이다.

활성수소는 활성산소와는 반대로 산화하지 않으며, 활성산소와 결합해 인체에 무해한 물로 만들어준다($H_2O \rightarrow 2H+O$, $H+OH+(H_2O_2) \rightarrow H_2O+H_2O$).

몸 안에 남아있는 활성산소는 주변세포와 유전자를 손상시킴으로써 노화와 질병의 원인을 만든다. 그러나 이때 활성수소를 투여하면 활성산소와 반응해 안전하고 해가 없는 물이 되어 몸 밖으로 배출되는 것이다.

우리 몸은 체내 에너지 물질을 연소시키기 위해서 산소가 꼭 필요하다. 호흡으로 들어온 산소를 이용해 음식물에서 얻은 에너지 물질을 연소시켜 생명을 유지하고 있기 때문이다.

이 물질을 태우는 과정에서 ATP라고 하는 물질이 만들어지는데, 이를 사용해서 물질을 만들거나 운반해 음식물을 분해한다. 그러나 에너지 생성과정 중 전자전달회로에서 산소의 역할은 전자를 받아주는 역할을 한다. 즉 전자를 받은 산소가 바로 활성산소가 되는 것이다. 따지고 보면 인간은 언젠가는 죽어야 하는 메카니즘을 실행하는 것이 활성산소이다.

과도한 활성산소를 제거하기 위해 우리 몸에는 수퍼옥사이드 디스뮤타제(SOD), 카타라제, 퍼옥시다제 등의 효소들이 있다.

젊을 때는 이런 효소들이 제 역할을 하여 세포가 산화(노화) 되지 않지만 나이가 들면 효소활동이 약화돼 활성산소를 전부 제거하지 못하게 되는데 이것이 노화현상이다. 그리고 활동이 둔해진 효소 대신에 세포나 내장에 쌓인 산소나 노폐물을 제거할 수 있는 물질이 바로 활성수소이다. 이런 활성수소는 전기분해 정수기에서 나오는 알칼리수에 많이 들어 있다.

☞ 활성산소가 우리 몸의 혈관에는 어떤 영향을 끼치나?

인간의 건강한 혈액은 pH7.35~7.45 정도의 약알칼리성이다. 혈관의 총길이는 약 12만Km이며 지구 둘레의 3배 정도이다. 혈액이 한번 순환하는 데는 건강한 사람의 경우 약 12~14초가 걸린다.

인간이 살아가면서 산소를 이용해 탄산가스를 만들어 내는데 이 과정에서 필수적으로 진행되는 것이 혈액의 산성화 과정이다. 혈액이 산성화되면 인간은 죽게 된다.

어린아이의 혈액은 맑은 빨간색을 띄지만 나이가 들면서 산성화 과정 때문에 혈액이 혼탁해지고 검붉은 색을 띤다. 이러한 산성화 과정을 막기 위해 체내에서는 자동적으로 예비 알칼리 물질이 생성된다.

예비 알칼리 물질은 혈액이 산성화되면 알칼리 물질로 작용해 혈액을 중화시켜 약알칼리로 유지하도록 작용하는 일을 한다. 그러나 이 예비 알칼리 물질은 성장기에는 왕성하게 생성이 되나 성장이 멈추면 서서히 줄어들어 40대 이상이 되면 생산이 멈추게 된다. 그러면 인간의 혈액은 급격히 산성화돼 결국 죽을 수밖에 없다. 이를 방지하기위해 예비 알칼리 물질대신 사용되는 것이 칼슘이다. 이 칼슘은 주로 뼈 속에 들어 있다. 칼슘 역시 성장기에는 흡수가 잘되나 성장이 멈추면 흡수가 잘되지 않는다.

비타민 B3를 복용하면 흡수력은 약간 높아질 수 있다. 그러나 혈액산성화를 막아주고 신진 대사 작용에 필요한 만큼은 되지 못한다. 따라서 부족한 부분은 뼈 속에서 꺼내어 사용할 수밖에 없고 계속되는 칼슘 부족 현상은 골다공증을 가져올 수밖에 없다.

더 큰 문제는 산성화를 방지하기위해 칼슘에 의해 만들어지는 중화된 물질은 혈관 벽에 달라붙어 혈관 벽을 딱딱하게 하고 혈관을 좁게 만들 뿐만 아니라 혈관에 남아 혈액의 점도를 상승시켜 끈적끈적하게하고 혈액의 속도를 느리게 한다.

이렇게 중화된 물질이 한곳에 모이면 이를 어혈 또는 혈전이라고 한다. 중화된 물질은 혈관 벽에 달라붙고 그 위에 과산화지질, 즉 포화지방이 달라붙고 그 위에 단백질 특히 콜레스테롤이 달라붙으므로 혈관벽을 딱딱하게하고 혈관을 좁게 만드는 것이다.

이렇게 되면 혈관은 압박을 느껴 고혈압 증상을 나타내게 된다. 심한 경우는 말초의 모세혈관 자체를 막히게 하여 혈액이 전혀 못가는 경우도 생길 수 있다. 그 경우 그 부분부터 썩어 들어가는 괴사현상이 생긴다. 당뇨환자가 발을 자르는 경우가 바로 이러한 현상 때문이다.

이러한 끈끈한 혈액과 좁아진 혈관벽은 심장, 간, 신장, 췌장, 폐 등 모든 기관에 영양부족과 산소부족 현상을 가져오고, 이 현상이 장기화되면 각 기관의 기능저하와 기능상실을 가져오게 된다. 이를 성인병 또는 대사성 질환이라 한다.

즉 현대인의 건강은 활성산소와의 싸움에 달렸다고 해도 과언이 아니다. 몸의 면역을 떨어뜨리는 주요 원인인 활성산소에 대해서는 최근 다양한 연구와 함께 문제성이 강조되고 있다.

☞ 약알칼리수는 전기분해 정수기에서만 얻을 수 있는가?

약알칼리수는 수돗물, 일반 생수, 자연 상태의 흐르는 물, 전기분해한 물 등 다양한 방법으로 구할 수 있다. 그런데 이 중에 수돗물은 그냥 먹기에는 약간 불안하고, 일반 생수를 사 마시는데 생수는 번거롭기도 하지만 특히 금전적 부담이 상당하다. 그렇다고 멀리 산골짜기에 흐르는 물을 매일 떠다 마실 수 있는 상황도 아니다. 그래서 우리가 가장 손쉽게 구하는 방법으로 생각할 수 있는 것이 정수기를 이용한 방법이다.

정수기라면 어느 정수기일까?

국내에서 판매되는 정수기는 여러 가지 방식이 있다. 크게 분류하면 역삼투압 방식, 중공사막 방식, 전기분해 방식으로 보면 된다. 이중 역삼투압 방식은 산성수를 생산하며, 전기분해 방식은 약알칼리, 강알칼리, 산성수 이렇게 3가지의 물이 동시에 생산된다. 따라서 정수기를 이용해 약알칼리수를 마시려면 현재로서는 전기분해 방식에 의해서만 얻을 수 있다.

여기서 주의할 점은 최근에 이온수기가 범람하면서 마치 약알칼리수를 생산하는 것처럼 홍보하고 있는데 이는 위법이다. 즉 이온수기는 pH9.2~9.8(pH9.5±0.3)의 물이 나오는데 이정도의 pH는 강알칼리로 위장 질환자들이 음용하는 용도로 허가된 것(의료기기)이지, 일반인들이 음용하도록 허가(정수기)된 것은 아니다.

또 상당수 이온수기들이 pH8.5 이하의 물이 생산되도록 허가사항 이외의 장치를 한 것을 볼 수 있는데 이는 불법일 뿐만 아니라, 만약 어린아이들이나 이를 모르는 사람들이 잘못 작동해 강알칼리수를 약알칼리수로 모르고 복용하면 한두 번은 몰라도 횟수가 잦아지면 몸에 해약을 끼치게 된다.

☞ 물로 질병을 치유할 수 있는가?

여기에 대해서는 여전히 논란이 많다. 일부 학자들은 좋은 물을 마시면 다양한 질병치유에 도움이 될 뿐만 아니라, 실제 치유사례가 많이 있다고 한다. 반면 반대 주장을 하는 학자들은 물은 물일 뿐이라고 강변한다.

물론 이런 논란을 잠재우기 위해서는 정확한 임상을 해보는 수밖에 없겠지만 상당한 영향을 미치는 것은 사실인 것 같다.

부록

appendix

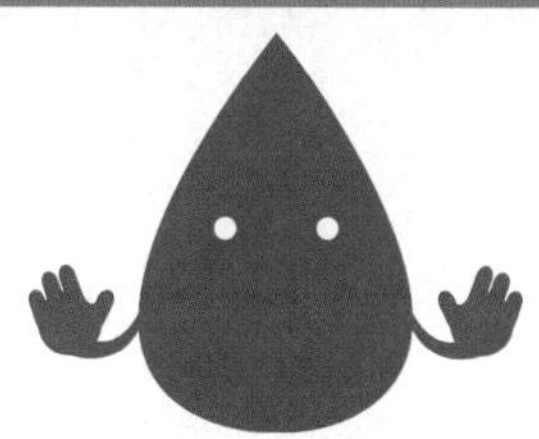

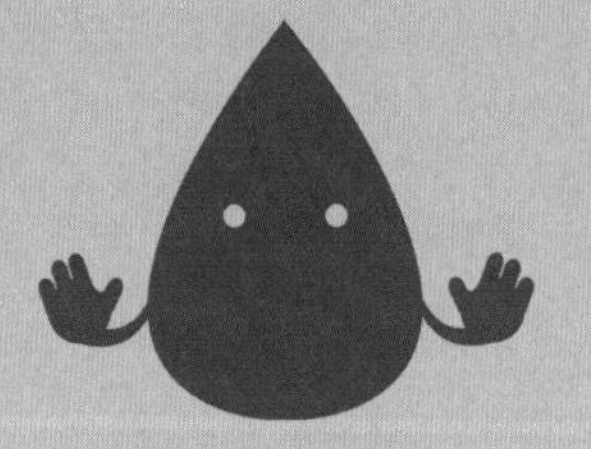

언론이 지적한
문제점

MedipharmNews
메디팜뉴스　2009.01.06　보도국　newskorea@newstown.co.kr

이온수기(의료기기)를 정수기처럼 팔아도 되는가?

식약청 의료기기로 관리하면서도 현실은 방치상태

정수기 시장에 뒤늦게 출현한 이온수기(의료물질생성기)가 의료기기가 아닌 정수기처럼 팔려나가고 있어 당초 식품의약품안전청이 규정한 사용목적을 무색케 하고 있다. 특히 식약청이 '안전사용유도를 위한 사용상의 주의사항'과 관련 "처음 음용 시에는 의사와 상담"하라는 주의사항 조차 전혀 지켜지지 않고 있어 국민 건강 또한 위험에 노출되고 있다.

뿐만 아니다. 광고 표시 시 의무표시문구(이 제품은 "의료기기"이며

"사용상의 주의사항"과 "사용방법"을 잘 읽고 사용하십시요)를 '의료기기 광고 사전심의위원회'에서 정하는 방법으로 표시토록 자율권을 줌으로써 이 역시 소비자 눈속임이 횡행하고 있다.

이 같은 문제는 식약청이 지난 2007년 11월 '알칼리 이온수기 관리 개선방안'을 마련해 '의료물질생성기'를 '이온수기'로 명칭을 변경해주면서 사후관리를 제대로 하지 않아 극성을 부리기 시작했다.

식약청은 당시 알칼리 이온수기의 정의도 변경해 광고에 '위장 증상 개선에 도움이 된다'는 내용을 표기해도 되도록 족쇄를 풀어주었다.

식약청은 당초 '물을 전기분해 등을 하여 의료용 물질인 pH8.5를 초과하는 알칼리수를 생성하는 기구(2등급)'로 규정하고 있던 것을, '먹는 물을 전기분해 등을 하여 위장증상(만성설사, 소화불량, 위장내 이상발효, 위산과다)개선에 도움이 되는 음용의 수소이온농도(pH)8.5초과~10.0까지의 알칼리 이온수를 생성하는 기기(2등급)'로 변경했다.(현재는 9.2~9.8(pH9.5±0.3)로 변경됐다.)

이는 식약청이 이온수기의 사용목적을 구체화함으로써 소비자의 안전사용을 유도하기 위함이었다. 그러나 그 결과는 전혀 다른 방향으로 나타나고 있다.

업체들은 일부 사람들이 우려한대로 광고를 하면서 위장증상 개선에 도움이 된다는 질병 관련 문구는 대문짝만하게 표기하면서도, 정작 소비자가 알아야 할 사용상의 주의사항은 깨알처럼 한쪽구석에 처리해 소비자들을 기만했다.

이렇다 보니 자연히 소비자는 광고를 통해 제품을 구입할 시 사용상의 주의사항은 알 수도 없으며, 이미 구입을 결정한 후 사용상의 주의사항을 접할 수밖에 없기 때문에 이는 무용지물에 불과하다. 사실 이온수기가 의료기기라는 점에서 본다면 위장증상 개선 등의 광고문구 표기 못지않게 사용상의 주의사항도 매우 중요한 사안임에는 분명하다.

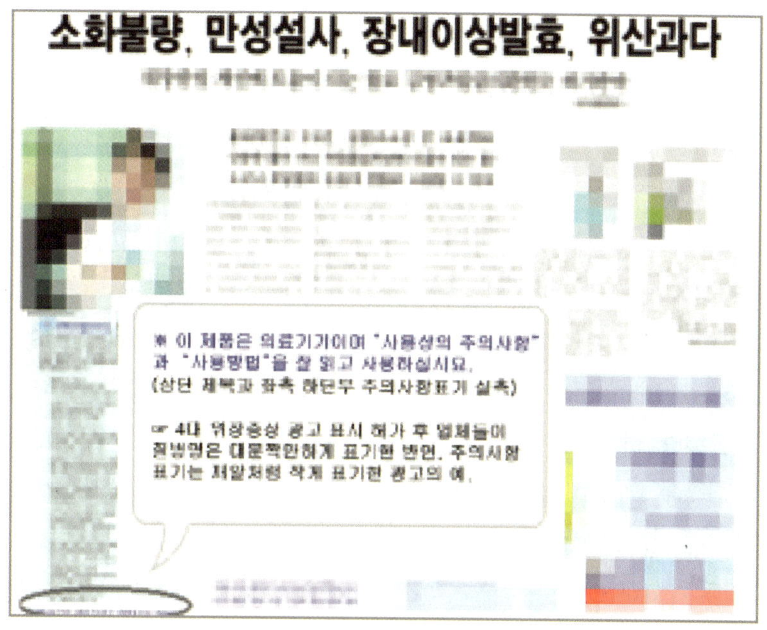

식약청이 제시한 사용상의 주의사항에는 '의약품을 일갈리 이온수와 병행하여 음용하지 말 것', '처음 음용 시에는 의사와 상담할 것', '신부전, 칼륨배설 장애 등의 신장 질환자는 음용하지 말 것' 등 8개 항복의 주의사항을 경고하고 있다.

이런 주의사항은 모르고 음용할 경우 나타날 수 있는 위험성을 사전에 막겠다는 뜻을 담고 있으며, 문제발생시 대처할 수 있는 방법 또한 일러주기 위한 것으로 풀이된다.

하지만 이러한 결과는 광고 표시 시 의무표시문구를 '의료기기광고사전심의위원회'에 자율권을 줌으로써 업자와 짜고 치는 꼴로 전락했다. 즉 식약청이 제품 구입 사용에 따른 소비자의 혼란을 야기하는 등 오남용 조장을 막아보겠다는 주의사항은 오히려 편법을 양산시키는 결과가 됐다.

더 큰 문제는 이온수기는 정수기와는 달리 식약청이 관리하는 의료기기임에도 불구하고 상당수의 소비자들이 정수기로 알고 구입하고 있다는 사실이다. 이는 판매업자들도 한몫을 하고 있다. 실제 매장 등에서는 의료기기로 특정 질환자에 한정해 판매할 경우 다소 제약이 따른다는 것 때문에 정수기처럼 팔고 있는 것을 쉽게 볼 수 있다.

또 이온수기 업체들이 운영하고 있는 홈페이지 등에서도 'pH8.5 초과~10.0'(현재는 9.2~9.8(pH9.5±0.3)로 변경됐다.)까지의 알칼리 이온수를 생성하는 기기를 강조하기보다는 약알칼리수(pH7.4)등이 생성된다는 점을 더 부각시키고 있음을 알 수 있다. 이런 사례는 전화만 해도 쉽게 알 수 있다.

한 조사에 따르면 이온수기가 의료기기로 등록돼 있다는 사실을 알고 있는 소비자는 전체의 약 20%에 불과하다는 것이다.

이는 관련 업체가 이온수기를 판매하면서 이런 사실들을 제대로 공지하지 않은 것과 식약청의 사후관리가 제대로 안되고 있다는 것을 입증하고 있다.

얼마 전 이온수기를 구입했다는 최 모씨(경기도 부천)는 "이온수기를 구입할 때 주의사항은 들어보지도 못했으며, 의사와 상담하고 구입하라는 말 역시도 들어 본 사실이 없다"면서 "영업사원 설명에 따라 그냥 정수기인줄 알고 구입했다"고 말한다.

정수기와 이온수기는 분명히 다르다. 관리주체는 물론 사용목적과 '먹는 물 수질기준'의 적용범위 역시 다르다.

정수기는 환경부가 관리하고 있고 '먹는 물 수질기준' pH5.8~8.5를 기준으로 하고 있으며, 모든 국민이 음용할 수 있는 물로 관리하고 있다. 그러나 이온수기는 식약청에 의해 의료기기로 관리되고 있으며 현재 9.2~9.8(pH9.5±0.3)으로 특정 질환자의 음용수로 관리되고 있다.

만약 이온수기를 정수기처럼 판매해도 아무런 문제가 되지 않는다면 식약청은 굳이 pH9.2~9.8까지의 알칼리 이온수를 생성하는 기구의 의료기기로 관리할 하등의 이유가 없다. 환경부로 관리 주체를 넘겨 정수기로 허가받아 판매토록하면 되는 것이다.

그럼에도 식약청이 이온수기를 의료기기로 규정해 관리하고 있는 것은 대중을 상대로 음용해서는 안 되는 것이기 때문이라는 것이 설득력을 얻고 있다. 즉 위장증상 개선 등의 광고문구를 표기토록 한 것도 이런 연유에서일 것이다.

물 전문가들에 따르면 수소이온농도(pH)는 화학에서 물질의 산성, 알칼리성의 정도를 나타내는 수치로, 수소 이온의 해리농도를 로그의 역수를 취해 나타낸 값이며, 수소이온(H+) 활동도의 척도라고 한다.

pH값의 단위가 없다고 해서 임의로 크기를 정하는 것은 아니다. 수소이온의 활동도에 근거하여 값이 나오는데, 1909년 S.P.L. Sørensen에 의해 pH개념이 처음 도입됐으며 산성도(acidity), 염기성도(alkalinity)의 척도로도 사용하고 있다.

대부분의 물질은 pH0에서 14의 값을 가지는데 중성의 수용액은 약 pH7(25℃, 1atm)의 값을 가진다. 따라서 pH가 7보다 낮으면 산성, 7보다 높으면 염기성이라고 하며, 8.5를 초과하면 강알칼리로 통칭한다.

이 때문에 산성수와 강알칼리수는 음용수보다는 세안용(산성수)이나 화초용(강알칼리수)으로 많이 사용한다는 것.

환경부는 "알칼리수를 습관적으로 마시다가 근육통을 호소한 소비자가 있었다"며 "정수기물을 먹듯 의료물질생성기(이온수기)에서 나오는 물을 계속 마시면 건강에 해로울 수 있다"고 경고했다.

한국소비생활연구원 소비자정책연구팀도 "'이온수기'는 반드시 의사와 상담 후 사용하도록 함으로써 이를 제대로 인지하지 못하는 어린이나 노약자가 먹는 물로 상시 음용하는 일이 없도록 사전적 예방활동을 강화해야한다"며 "분명한 것은 이온수는 위산중화 등에 사용하는 의료용 물질이지 정수기나 먹는 샘물 같이 먹는 물이 아니라는 사실을 인지해야한다"고 지적했다.

따지고 보면 이온수기에서 생성되는 pH9.2~9.8의 경우는 일명 강알칼리수로 제산제와 같은 역할을 한다.

환경부도 이런 점을 우려해 pH10~12.5의 물을 음용 시 민감한 사람에게서는 위장 내 자극이 발생할 수 있고, pH11이상에서는 피부 접촉 시 안구 자극 피부악화 등을 유발할 수 있다(WHO의 먹는 물 pH농도 해설서)고 주의를 당부하고 있다.

시민단체 관계자들은 "이온수기(의료물질 생성기)가 정수기가 아닌 의료기기이기 때문에 의료기기법 제23조 제1항 내지 제2항의 규정을 적용 정수기처럼 소비자들을 현혹해 판매하는 지금의 판매 방식을 전면 중단시켜야 한다"며 "이를 방치하는 것은 식약청의 직무유기일 수도 있다"고 지적했다.

최근 들어서는 정수기에서 생성되는 산성수의 음용도 논란이 되고 있어 이 역시 역학조사가 필요한 시점이다. 소비자들은 정부가 혈액의 산성화를 촉진시킬 있는 산성식품은 될 수 있으면 먹지 말라면서도 정수기의 산성수는 먹도록 20여 년 째 방치하는 것은 논리에 모순이 있다고 비난했다.

식약청 관계자는 "제조 판매업체들이 자사 알칼리 이온수기 제품 광고시 '사용상 주의사항' 등 표시문구는 의료기기 광고사전심의위원회에서 정한 의무사항"이라면서 "활자 크기 표시방법은 인쇄매체에선 광고 크기가 일간지 4단 이상이면 16급(11P)이상의 중고딕 활자로, 4단미만은 15급(10P)이상의 중고딕 활자로 표시해야 한다"고 설명했다.

이 관계자는 "정수기능과 이온수기 기능을 함께 가진 복합형 알칼리 이온수기의 경우 토출구(배출구)가 1개인 경우 환경부에선 지난 2006년 수입금지를 내렸지만 식약청에선 1개(버튼조작 가능)만을 허용하고 있고 정수기능을 포함한 복합형 이온수기에 대해 식약청에서 엄격한 관리가 바람직하다는 입장"

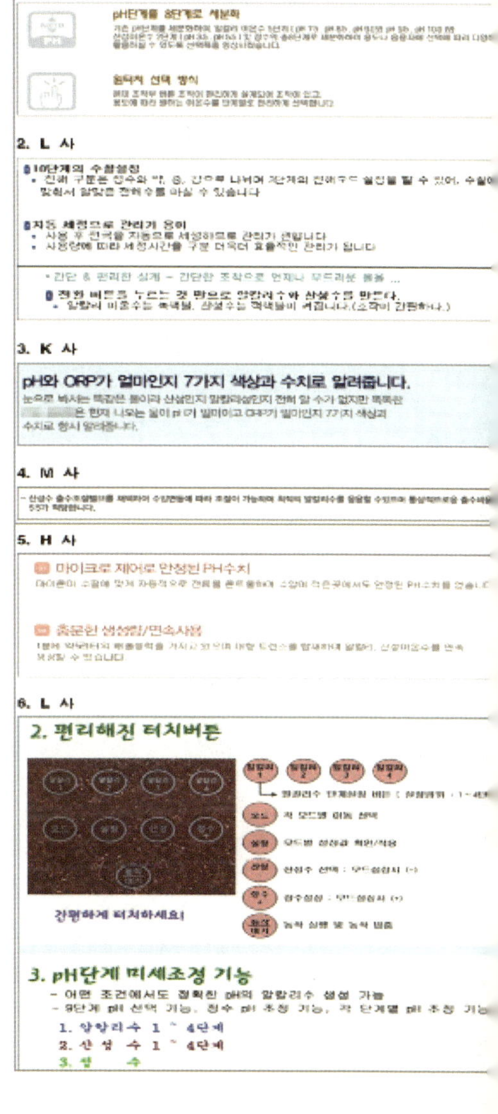

이라며 "여전히 환경부와 조율 중에 있다"고 밝혔다.

　이 관계자는 "만일 복합형의 경우 제조판매업자가 일반 소비자를 대상으로 판매할 때 알칼리 이온수 기능을 덮어둔 채 정수 기능만을 강조해 정수기로 판매할 경우 위법사항으로 행정처분대상이 된다"며 "만일 제품 광고 시 심의위원회의 심의와 다르게 광고할 경우 1차 적발 시 판매정지 1개월, 2차는 업무정지 4개월의 행정처분이 내려진다"고 말했다.

(메디팜뉴스 2009.01.06 보도)

MedipharmNews
메디팜뉴스 2009.03.04 보도국 newskorea@newstown.co.kr

'알칼리 이온수기'는 정수기가 아니다

식약청, 리플렛 1만부 배포. 허위광고 속지말것 당부

본지가 수차에 걸쳐 지적했던 '알칼리 이온수기'의 사용목적 이외의 허위광고에 대한 피해를 막기 위해 식품의약품 안전청이 대국민 홍보에 나선다.

식약청은 4일 '알칼리 이온수기'는 의료기기로서, 먹는 샘물·정수기 물과 같은 물이 아니므로 사용상의 주의사항과 사용방법을 정확히 알고 사용할 것을 당부했다.

식약청은 "알칼리 이온수기는 4가지 위장증상(만성설사, 소화불량, 위장 내 이상발효, 위산과다) 개선에만 도움이 되는 것으로 인정받고 있다"며 음용 시 pH9.5를 적정치로 유지하되 pH10을 초과하지 말고 1일 음용 적정량은 500ml~1000ml를 권장하고 '체질개선·아토피에 좋다', '많이 마셔도 전혀 해롭지 않다' 등 사용목적 이외의 허위광고에 속지 말 것을 당부했다. 특히 신부전·칼슘배설 장애 등 신장질환자는 음용하지 말 것을 금지한다고 밝혔다.

식약청은 제조 또는 수입회사 등이 알칼리 이온수기를 팔면서, 상시 음용하는 건강음료, 체질개선, 당뇨치료 효과 등이 있는 것으로 표시하거나 광고하는 사례가 빈발해, 지난 2007년 11월에 과대광고·표시금지와 사용상의 주의사항 등을 토대로 한 알칼리 이온수기에 대한 종합적인 관리개선 방안을 마련해 시행한 바 있다.

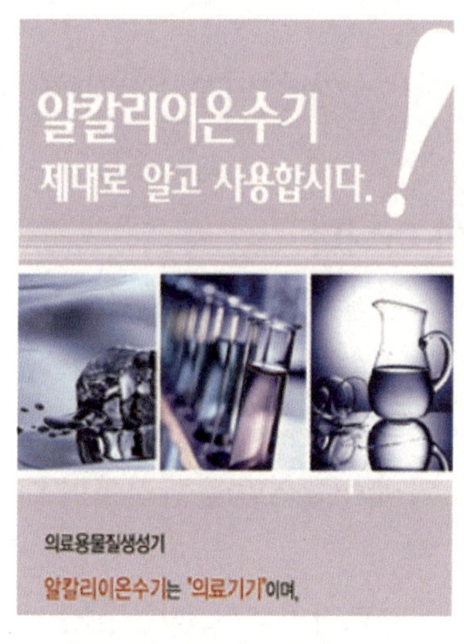

그러나 개선방안 시행 후, 과대광고 감시가 강화돼 현재에는 거짓·과대광고가 현저히 줄어들었지만 '아직도 소비자들이 알칼리 이온수를 정수기물처럼 상시 음용하는 경우가 많다'라는 지적이 있어, 소비자들의 잘못된 인식을 바로 잡아 오·남용을 방지하고 안전한 사용을 권장하기 위해 홍보 리플렛 "알칼리 이온수기 제대로 알고 사용합시다"을 소비자단체와 함께 제작·배포한다고 밝혔다.

이번에 제작된 리플렛 1만여 부는 250개 전국 시·도 보건소, 소비자단체 및 관련협회 등에 배포된다.

또한 배포한 리플렛을 식약청 홈페이지(www.kfda.go.kr→알림마당→알려드립니다)와 식약청 의료기기 허가 심사팀 블로그(http://blog.korea.kr/MDEATeam)에 올려 국민들이 쉽게 볼 수 있도록 했다.

앞으로도, 식약청은 국민보건 향상에 도움을 주기 위해 국민이 많이 사용하는 의료기기의 정확한 사용방법 등의 정보를 담은 리플렛을 계속해서 만들어 홍보에 나설 예정이다.

한편 본지는 지난해 이러한 문제점을 지적한 '위험한 물장난'이라는 책자를 발간해 국민들의 피해예방과 함께 식약청의 단속을 촉구했었다.

(메디팜뉴스 2009.03.04 보도)

MedipharmNews
메디팜뉴스   2008.10.12   보도국   newskorea@newstown.co.kr

대한민국에 식약청은 없다

국민들의 식품의약품안전청에 대한 믿음이 바닥으로 떨어졌다. 그동안 숱한 식품관련 문제가 터질 때마다 '대책강구', '재발방지', '선 조치' 등의 온갖 수식어를 남발해도 "잘하겠지"라며 식약청을 믿었다. 그러나 이번 국감에서 식약청에 대한 이러한 국민적 배려는 물거품이 되다 못해 오히려 배신감으로 나타나고 있다.

이는 국민의 식품 안전을 책임져야 할 식약청 직원들이 오히려 국민의 건강을 좀먹고 있는 것으로 고양이에게 생선을 맡긴 꼴이 됐기 때문이다.

참으로 어처구니가 없고 한심한 일이다. 지난해 식약청 폐지론이 나왔을 때 국민들은 그래도 '그동안 업무를 진행해 왔던 식약청이 낳지 않을까'라며 음으로 양으로 지지를 보냈었다.

그런데 이게 뭔가. 이런 국민의 기대를 깡그리 저버리듯 식약청 직원들이 식품업체들로부터 돈을 받는 대가로 부적합 수입식품을 적합식품으로 둔갑시켜주었다니 충격이 아닐 수 없다.

도덕적 해이가 땅에 떨어진 것은 고사하고 이런 식으로 식약청이 운영되다가는 국민 건깅에 임청난 재앙이 올 것이라는 우리까지 나오고 있다. 식약청 관리체계가 심각한 중병을 앓고 있음이 이번에 여실히 드러난 것이다.

이번에 국감에서 나타난 문제는 국민 건강과 직결되는 업무 성격을 감안하면 직무유기며, 일부 직원들의 추잡한 행위는 분명히 범법행위다. 따라서 식약청은 국민의 우려를 불식시키기 위해서도 일벌백계의 마음으로 이들에 대해서는 그에 상응하는 새로운 처벌을 진행해야한다.

직원들이 식품업체들로부터 돈을 받는 대가로 부적합 수입식품을 적합식품으로 둔갑시켜준 사실은 식약청이 입이 열개라도 할 말이 없다. 사실 식약청은 그동안 뇌물 때문에 몇 번의 곤혹을 치렀으며, 이를 근절하겠다며 직원들이 민원인을 직접 만나는 것까지도 규제했었다. 하지만 이번 국감에서 지적된 사항만을 두고 보더라도 규제는 허울 좋은 립서비스에 불과했으며, 관리부제에 따른 범법 행위가 바이러스처럼 식약청 곳곳에 전이되고 있음이 드러났다.

비단 식품, 화장품, 제약뿐만 아니다. 지금까지 식약청이 진행해온 상당수의 정책들이 국민은 뒷전이고 업체 봐주기에 급급했다는 인상을 지울 수 없다.

그 단적인 예가 지난해 11월19일 입법예고한 '의료기기 품목 및 품목별 등급에 관한 규정 개정(안)'이다.

이는 의료기기로 관리되고 있는 기존 '의료용 물질생성기'를 '알칼리 이온수기'로 품목을 재분류하고, 수소이온농도(pH)까지 '8.5 초과'에서 '8.5~10.0까지의 알칼리 이온수를 생성'으로 완화시켜 주었다.(현재는 다시 9.2~9.8(pH9.5±0.3)로 변경)

이는 이온수기에서 생성되는 물은 강알칼리성이기 때문에 노인, 어린이, 환자나 일반인 등이 음용하면 제산제를 먹는 것과 같은 이치가 돼 오히려 위장에 해를 끼치게 된다는 전문가들의 지적에도 불구하고 식약청은 '만성설사, 소화불량, 위장 내 이상발효, 위산과다'라는 문구까지 표기할 수 있도록 광고까지 허용했다.

더욱 이해할 수 없는 것은 '광고. 표시 시 의무표시 문구'다. 식약청은 업체들이 광고를 함에 있어 〈이 제품은 "의료기기"이며 "사용상의 주의사항"과 "사용방법"을 잘 읽고 사용하십시요〉라는 문구를 반드시 광고에 표시토록 했다.

그리고는 〈활자크기 등 표시방법은 "의료기기 광고 사전심의위원회"에서 정하는 방법으로 표시〉라며 그 권한을 '의료기기 광고 사전심의위원회'로 넘겨주었다.

그러자 업체와 의료기기 광고 사전심의위원회가 한 통속이 됐는지 당장 편법이 등장했다. 최근 신문지상에 등장한 이온수기 광고에는 '만성설사, 소화불량, 위장 내 이상발효, 위산과다'는 대문짝만하게 표기하면서 정작 위험성을 경고하는 〈이 제품은 "의료기기"이며 "사용상의 주의사항"과 "사용방법"을 잘 읽고 사용하십시요〉라는 문구는 한쪽 구석에 깨알만하게 처리해버린 것이다.

이 정도면 그나마 다행이다. '사용상의 주의사항'은 광고 어디에도 찾아 볼 수 없으며, '광고 표시 시 의무표시'에서 제외시켜 법적으로 게재하지 않아도 되기 때문에 소비자로서는 무슨 뜻인지도 잘 모를 수밖에 없다.

바로 이런 것이 식약청이 국민의 건강을 얼마나 우습게보고 있는지를 잘 증명하고 있는 것이다. 이온수기가 의료기기로 관리되고 있는 상황인 이상 오히려 위장 질환자 이외의 사람들은 음용하지 못하도록 관리를 강화해야하는 식약청이 이런 조치를 내렸으니 웃기는 일이 아닌가.

이온수기가 'pH8.5'이하의 물을 생산하는 것이 문제가 되지 않는다면 굳이 'pH8.5~10.0까지의 알칼리 이온수를 생성하는 기구'의 의료기기로 규정할 하등의 이유가 없다.

환경부로 넘겨 정수기로 허가받아 판매하도록 하면 되는 것이다. 이러함에도 식약청이 왜 이온수기를 의료기기로 관리하고 있는지 이 역시 의구심이 드는 부분이다.

이온수기의 사용목적은 위산의 중화에 사용하는 기구이지 정수기에서 나오는 물처럼 누구나 마실 수 있도록 한 음용수가 아니다.

따라서 '만성설사, 소화불량, 위장 내 이상발효, 위산과다'라는 문구 표기에 앞서 '사용상의 주의사항'이 국민에게 더 중요하다는 것은 두말할 필요가 없다.

그것은 주의사항과 직결되는 것이 부작용 우려이기 때문이다. 어쩌면 의료기기인 이온수기를 이용함에 있어 위증상개선 문구보다 '주의사항' 표기가 더 중요할 수 있다.

소비자인 국민들이 자신의 증상에 따라 이온수기를 선택하도록 유도하고 홍보하는 것이 식약청의 할 책무지, 업계의 편의를 봐주는 것이 국민을 위하는 것은 결코 아닐 것이다.

이 문제 역시 국민의 약 50% 정도가 정수기를 사용하고 있다고 보면 국민 건강을 위해 이번 국감에서 반드시 지적돼야 할 사항이다.

식약청의 엉터리는 상급 부처로서 관리감독의 책임을 지고 있는 보건복지가족부도 책임이 있기는 마찬가지다.

당장 이런 문제와 관련한 조사를 벌여 식약청의 썩은 환부를 도려내야만 한다. 그리고 과감한 개혁을 추진해 정신 상태부터 뜯어고쳐야 한다. 그렇지 않으면 이번 멜라민 파동과 같은 사회적 혼란을 또 겪을 수밖에 없다.

이 상태로 가면 식약청은 결국 국민들로부터 불신을 받아 식품

업무는 농수산식품부로, 의약은 복지부로 이관하고 스스로 자멸하는 '식약청 폐지'의 소용돌이에 또 휘말리게 된다. 제발 정신 좀 차릴 것을 다시 한 번 촉구한다.

국민들의 눈에는 식약청의 본래 모습이 보이지 않는다. 원수처럼 보이다 못해 애처롭기 짝이 없을 정도다.

(메디팜뉴스 2008.10.12 보도)

MedipharmNews 메디팜뉴스   2011.11.16   보도국   newskorea@newstown.co.kr

경기도내 학교 정수기 7.2%가 부적합

도의회 김시갑 의원 문제점 지적

경기도내 초·중·고 학교에 설치된 정수기의 7.2%가 부적합한 것으로 나타났다.

경기도의회 한나라당 김시갑(의정부)의원은 경기도 보건환경연구원 행정사무감사에서 초·중·고 학교에 설치된 정수기 수질의 문제점을 지적했다.

김 의원이 입수한 자료에 따르면 2011년 1월부터 9월까지 분기별로 도내 학교 정수기 수질검사를 실시한 결과 조사대상 8,227건 중 595건(7.2%)이 부적합으로 나타났다.

학교 정수기는 성장기의 청소년들이 식수하는 시설로서 수질이 오염되는 경우 성장과 건강에 치명적일 수 있다.

김시갑 의원은 "보건환경연구원이 학교 정수기의 수질검사를 학교의 신청에 의해 수동적으로 실시하고 있다"며 "향후 경기도 전체 초·중·고 학교를 대상으로 보다 적극적이고 능동적으로 실시해야 한다"고 강조했다.

김 의원은 또 "교육 관련기관과 협의해 정수기의 수질검사를 의무화하고 부적합 판정에 따른 강력한 조치도 함께 시행해 학생들의 먹는 물에 대한 안전성 확보에 최선을 다해야 한다"고 덧붙였다.

(뉴스타운 2011.11.16보도)

MedipharmNews
메디팜뉴스   2009.06.18   보도국   newskorea@newstown.co.kr

시중 유통 샘물(생수)도 마음 놓고 못 마신다

환경부 분석, 일부 '먹는샘물'에 '브롬산염'검출

하루에 200만병 이상이 팔리는 시중 유통 샘물(생수)도 마음 놓고 못 마시게 됐다.

환경부가 지난 5월, 시중에 유통 중인 일부 먹는 샘물에서 브롬산염이 검출된다는 서울시 보건환경연구원의 건의를 받아 국립환경과학원에 의뢰, 전국에 유통되고 있는 '먹는샘물'을 수거해 분석한 결과(5.17~6.11), 일부 제품에서 브롬산염이 국제기준을 초과한 것으로 나타났다.

분석대상 79개 제품 가운데 약 8.9%에 해당하는 제품에서 0.0116~0.0225 mg/L 범위가 검출돼 WHO 및 국내 '먹는해양심층수' 수질기준 0.01mg/L를 초과한 것으로 드러났다.

이에 따라 환경부는 지난 15일, 해당제품 제조사에 검출결과를 바로 알리고, 브롬산염을 생성시키는 오존살균을 즉각 중단할 것을 요청했으며, 해당업체 모두 오존 살균공정을 중단하고 자외선 소독 등 대체공정으로 제품을 생산하고 있다.

환경부는 이와 함께 해낭 제소사에게 이미 생산된 제품에 대헤서는 자발적으로 회수하도록 권고했다고 밝혔다.

국립환경과학원 관계자는 이번 실태 조사 시 일부 제품에서 검출된 브롬산염은 지하암반층에서 취수하는 원수의 문제가 아니라, 제품 제조과정에서 미생물을 제거하기 위하여 도입된 오존살균 공정에서 발생하는 것으로 보인다고 밝혔다.

일부 제조업체에서 먹는샘물의 유통 중 우려가 되는 미생물의 발생을 원천 차단하기 위해 과다한 오존을 제품수나 페트병 세척 시에 쬐여 그 부산물로 생성된 것이라는 설명이다.

해수와 달리 먹는샘물 제품수로 사용되는 지표수나 지하수에는 브롬산염 원인물질인 브롬이온의 농도가 낮고, 일반적 살균과정에서는 생성가능성이 낮아 그 동안 국내기준이 마련되어 있지 않았다.

브롬산염은 국제암연구기관(IARC)에서 잠재적 발암물질로 분류(2B,발암가능 물질(동물에 대한 발암성은 확인되나, 인체에 대한 발암근거는 부족)되어 있고, 미국, 캐나다, 유럽 등은 먹는물 기준으로 0.01mg/L를 설정하고 있으며, 우리나라는 먹는 해양심층수 수질기준을 국제기준과 동일하게 작년 2월에 설정한 바 있다(0.01mg/L 관리기준은 건강한 성인이 70년 동안 매일 동일 농도를 지닌 생수 2L를 먹었을 때 1만명 당 1명이 암에 걸리는 수준).

환경부는 이번 실태조사 결과를 토대로 최근 제조공정에서 미생물 살균력을 높이기 위해 오존처리공정이 늘어나고 있는 점과 그간 축적된 수처리 제어 · 관리기술의 고도화, 분석방법 및 관련 장비의 발달 등을 종합적으로 고려할 때, 먹는샘물 제품수에 대한 브롬산염 기준을 마련할 수 있는 여건이 성숙되었다고 보고 법령 개정작업에 착수했다고 밝혔다.

환경부는 관련전문가 등과 협의(6.15)를 거쳐 브롬산염에 대한 먹는샘물 기준을 국제기준(0.01mg/L)과 동등한 수준으로 설정하기로 하고 '먹는물 수질기준 및 검사 등에 관한 규칙'일부 개정령안을 16일 입법예고 했다고 밝혔다.

 역삼투압 정수기가
사람잡는다

환경부는 브롬산염에 대한 기준이 설정되기 전까지 먹는샘물 제조과정에 오존처리공정이 있는 업체에 대한 관리 · 감독을 철저히 하도록 시 · 도에 요청하는 한편, 해당 시 · 도 보건환경연구원 등에 브롬산염 분석 장비 및 관련인력을 보강하도록 공문을 17일 시달했다.

이와 함께, 먹는샘물 제조업체에 대해서는 브롬산염이 과다 검출되지 않도록 공정 및 제품관리에 철저를 기하도록 지시했으며, 필요시 기술지원 및 관련 매뉴얼을 작성 배포하고, 품질 관리인에 대한 교육도 병행 실시하기로 했다.

한편 환경부는 이번 조사결과에서 문제가 된 관련 기업들을 발표하지 않아 시판 생수를 이용하는 국민들의 불만이 높아지고 있다.

(메디팜뉴스 2009.06.18 보도)

MedipharmNews
메디팜뉴스   2006.10.30   보도국   newskorea@newstown.co.kr

세균 검출 생수업체 솜방망이 처벌이 문제

신상진 의원, 과징금 내고 계속영업 국민 건강 위협

생수에 대한 처벌이 솜방망이 탓인지 세균 검출로 적발된 생수 업체들이 영업정지 처분을 과징금으로 대신한 채 계속 영업해 온 것으로 드러나 국민 건강을 위협하고 있다는 지적이다.

환경부가 30일 국회 환경노동위 소속 한나라당 신상진 의원에게 제출한 국정감사 자료에 따르면, 국내 70개 생수 제조업체 중 최근 3년간 한차례 이상 행정처분을 받은 업체가 33곳에 이르는 것으로 나타났다.

특히 이중에는 기준치를 초과한 대장균이나 세균이 검출된 업체, 살균시설을 아예 설치하지 않거나 가동하지 않은 업체가 10곳이나 있었음에도 불구하고, 이 업체들은 300만~500만원 정도의 과징금만 내고 영업을 계속해 온 것으로 드러났다.

심지어 2003~2004년 2년 연속으로 총대장균군 검출로 수질기준을 위반한 N사는 영업정지 처분을 받았으나, 영업정지 1개월은 570만원, 15일은 285만원의 과징금으로 각각 충당하고 영업을 계속했다.

S사 역시 2년 연속으로 총대장균군이 검출됐지만, 과징금 374만원과 450만원으로 22일과 30일의 영업정지 처분을 대신했다.

이들 제조업체는 국내 유명 식품회사에 생수를 납품하고 있어 이미 오염된 생수가 계속 공급돼 국민들이 음용했을 가능성이 크다.

신 의원은 "엄격한 관리가 필수적인 생수 관리가 이처럼 허술한 것은 현행 '먹는 물 관리법'이 '(위반 업체에 대해)영업정지를 대신해 5,000만원 이하의 과징금을 부과할 수 있다'고 규정하고 있기 때문"이라고 지적했다.

신 의원은 또 "대부분의 국민들이 생수를 끓여먹지 않고 그대로 마시고 있어 수질 관리가 철저히 이뤄져야 한다"며 "법적 제재가 미약하기 때문에 같은 일이 매년 되풀이되고 있다"고 덧붙였다.

현재 먹는 샘물은 대규모 7개 업체가 국내 판매량의 대부분을 차지하고 있다. 그러나 일부를 제외하고는 소규모 기업으로부터 주문자 상표 부착(OEM) 방식으로 납품(한 제조업체가 적게는 1~2개, 많게는 9개 회사에 납품)을 받아 제품을 판매하고 있는 실정이다.

(메디팜뉴스 2006.10.30 보도)

MedipharmNews
메디팜뉴스   2005.08.28   보도국   newskorea@newstown.co.kr

국민 57.8% "수돗물 식수 사용 부적합"

환경부, 수돗물 불신해소 관련 전 국민 여론조사결과

우리나라 국민들의 절반이상이 수돗물이 식수 사용에 부적합하다고 생각하고 있는 것으로 밝혀져 정부의 맑은 물 공급 노력에도 불구하고 불신은 여전한 것으로 나타났다.

환경부가 국정홍보처 〈월드리서치 조사〉에 의뢰해 지난 7월 12일부터 14일까지 3일간 전국 수돗물을 보급 받고 있는 만 18세 이상 65세 이하 일반 성인 남녀 3,200명(남 1,615, 여 1,585)을 대상으로 '수돗물 불신해소 관련 전 국민 여론조사'를 실시한 결과 57.8%가 부적합하다고 응답했다.

조사 결과에 따르면 수돗물이 식수 사용에 부적합하다는 응답자(57.8%)에게 그 이유를 묻는 질문에서 '막연히 불안해서'(43.9%)라는 근거 없는 불안감이 가장 큰 원인인 것으로 나타났다.

또 '냄새가 나서'(26.3%), '녹물이 나와서'(12.2%), '부적합하다는 언론보도 때문에'(6.2%), '이물질이 보여서'(6.0%), '물맛이 나빠서'(5.1%), '화학성분 첨가로'(0.2%) 등이 뒤를 이었다.

식수사용방법에 대해서는 수돗물을 끓여서 마신다는 응답자가 (42.3%) 가장 많았고, 다음으로 수돗물을 정수해서 마시거나 (38.9%), 먹는 샘물을 사서 마신다(8.6%) 등의 순이었다.

이는 2003년 8월 환경부에서 전 국민을 대상으로 수돗물에 대한 국민의식조사 결과와 비교하면 수돗물을 마시는 비율이

1.8%(45.8%→44.0%)감소한 반면, 그대로 마신다는 비율은 약간 높아졌다(1.0%→1.7%).

수돗물의 오염원인으로 '상수도관이나 물저장탱크에서의 오염'이 34.1%로 가장 높았으며, 다음으로 '상수원의 오염심화'(29.3%), '상수도 처리시설의 노후화'(25.5%) 등의 순으로 높게 나타나 수도배관 및 시설에 대한 개선 노력이 더 한층 필요한 것으로 나타났다.

이밖에 조리용수 사용방법에 대해서는 '수돗물' 70.2%, '수돗물을 정수한 물' 24.9%, '약수물' 3.0%, '먹는 샘물' 1.3%, 우물물 0.4%로 응답했으며, 하천수질에 대하여는 최근 수질이 '개선' 되었다는 응답자가 59.5%로서 긍정적으로 나타났다.

정부의 수돗물 신뢰성 확보를 위한 과제로는 '상수원의 이전 및 오염방지 철저' 30.3%, '수질검사항목의 확대와 수질 검사기준의 강화' 25.6%, '수돗물 정수과정 및 처리과정의 완전 공개' 18.4% 순으로 나타났다.

환경부는 수돗물 신뢰 회복을 위해 금년 1월에 수립한 '수돗물 수질개선종합대책'을 차질 없이 추진할 계획이다.

금년 중 수도법을 개정, 옥내급수관에 대해서도 지방자치단체가 수질검사 및 급수관 상태를 관리할 수 있도록 하고 노후된 옥내급수관을 개량할 경우에는 자지단체의 소례가 정하는 바에 따라 지방예산을 지원할 수 있도록 제도개선을 추진한다는 방침이다. 또 공공청사 및 일정 규모 이상의 다중이용건축물의 관리자에게는 옥내급수관의 검사 및 세척 등의 의무를 부과할 계획이다.

한편 환경부 수처리 선진화사업단에서는 차세대 핵심환경기술 (ECO-STAR 프로젝트 : 2005-2009년 95억원 투입)의 일환으로 옥내급수관에 대한 진단, 갱생 · 교체기술 및 신소재를 개발함으로써 옥내 급수관 문제를 조기에 해결토록 추진한다.

이와 함께 원수부터 수도꼭지까지 급수과정별 수질 정보를 공개토록 하는 한편 수돗물 생산 및 공급에 시민을 참여시켜 투명성을 제고하는 등으로 국민들로부터 수돗물에 대한 신뢰를 얻을 수 있도록 해 나갈 계획이다.

(메디팜뉴스 2005.08.28 보도)

MedipharmNews
메디팜뉴스 2011.09.16 보도국 newskorea@newstown.co.kr

학교 등 대형급식소 정수기서도 대장균 검출

최경희 의원 "위생점검 강화해야"

학교 등 대형급식소 정수기에서도 대장균이 검출되고 있어 관리단속이 제대로 이행되지 않는 것으로 드러났다.

국회 보건복지위원회 소속 한나라당 최경희 의원이 최근 식약청에서 제출한 '식품수거 부적합 현황'을 분석한 결과, 음용수에 세균 등이 검출되어 부적합 판정을 받은 곳은 2009년 72곳, 2010년 56곳으로 확인됐다.

최 의원이 식약청으로부터 제출받은 자료에 따르면 2009년 음용수의 세균이 검출된 곳은 총 72곳으로, 이중 학교가 38곳으로 가장 많은 것으로 나타났다.

이어 뷔페 10곳, 어린이집 및 유치원 8곳, 수련원 및 복지원, 캠프장 등은 8곳, 호텔 5곳, 콘도 1곳, 교육회관 1곳, 단체급식소 1곳으로 집계됐다.

2010년에는 유명식당 및 뷔페 30곳, 학교 9곳, 어린이집 및 유치원 9곳, 수련원 및 복지원, 캠프장 등은 8곳에서 대장균 및 노로바이러스 등이 검출된 것으로 확인됐다.

최경희 의원은 "학생들과 교사들이 마시는 정수기 물에서 세균이 검출된 것은 매우 위험하고, 심각한 일"이라며 "정수기를 이용한 급수방식이 늘어나고 있지만 위생 점검을 강화하지 않으면 급수위생을 안심할 수 없다"고 지적했다.

최 의원은 또 "특히 집단발병 가능성이 있는 학교에서는 주의
를 기울여야 한다"며 "보건당국이 나서서 지자체의 초·중·고교
를 비롯한 일반식당 및 대형급식업소의 수질기준 실태를 조사하
고 동시에 위생상태도 점검해야 한다"고 강조했다.

(메디팜뉴스 2011. 09. 16 보도)

MedipharmNews
메디팜뉴스   2012.09.07   보도국   newskorea@newstown.co.kr

미네랄 필요 없다던 웅진, 미네랄 정수기 만들었다

기존 역삼투압 웅진코웨이 정수기 사용자들 기만하는 상술

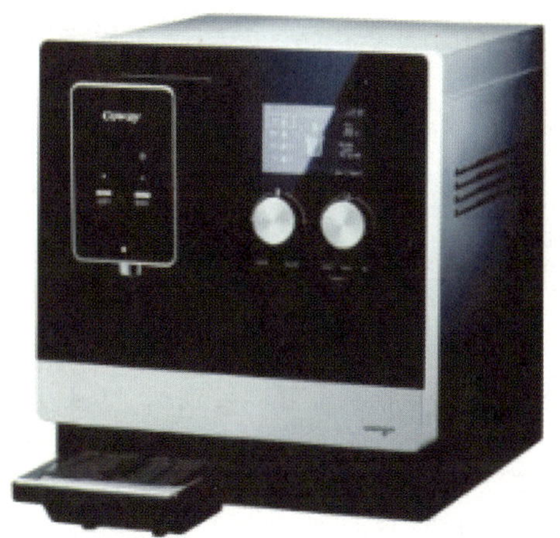

웅진 코웨이 다빈치 정수기

웅진코웨이가 레오나르도 다빈치의 천재성을 모티브로 한 '다빈치 정수기(모델명:CHP-010E)를 출시하기 위해 6일 서울 소공동 소재 웨스틴조선호텔에서 기자간담회를 가졌다.

이날 기자간담회에서 웅진코웨이 홍준기 사장은 "(신제품)다빈치는 기존 정수 방식의 장점을 극대화하고 탱크를 없애 위생 문제를 완벽히 해결했다"며 "정수기 시장의 고민과 논란을 한 번에 잠재울 수 있는 현존하는 최고 기술의 프리미엄 정수기"라고 소개했다.

회사 측은 다빈치는 RO(역삼투압)와 UF(중공사막) 필터 방식의 장점을 결합한 '전기탈이온 방식'이 적용된 냉온정수기라고 밝혔다. 회사 측이 말하는 전기탈이온 방식은 이온교환 멤버레인 필터에 전기를 걸어 높은 제거율과 풍부한 유량을 구현해내는 정수 시스템이다. 즉 전기적인 힘을 조절해 RO급 '순정수'(역삼투압 방식으로 기존 방식)와 미네랄을 함유한 '청정수'(중공사막 방식으로 새로 채택한 방식)를 생성 취향에 따라 물 종류를 선택하여 마실 수 있다는 것이다.

회사 측은 '순정수'의 경우는 유해물질 제거율 99.0%의 기존 RO정수수(역삼투압 방식)로 성능은 유지하면서 유량감소와 생활용수 발생을 최소화했다고 밝히고 있다.

또한 '청정수'는 중금속은 제거하고 미네랄을 남기는 신개념 정수수(중공사막 방식)로 유해물질 제거능력이 떨어지던 기존 UF 방식을 보완했다는 것이다.

회사 측은 이어 다빈치는 친환경 에너지 절감 측면에서도 생활용수 발생을 최소화 했을 뿐 아니라 필요시에만 가열해 사용하는 순간가열시스템으로 기존 정수기 대비 85% 이상 에너지 절감이 가능하다고 자랑했다.

기자회견은 예상대로였다. 정수기가 가지고 있는 문제점을 제대로 알지 못하는 많은 언론사 기자들은 앞 다투어 웅진코웨이의 신제품 다빈치를 천재 정수기로 대서특필했다. 그러나 단점을 보완하고 장점을 극대화 했다고 자랑한 다빈치의 그 속내를 들여다보면, 기존에 판매하던 웅진코웨이 정수기가 안고 있는 문제점은 전혀 보강하지 못했다는 사실을 알 수 있다.

정수기의 원리에 대해 모르는 국민들이 보기에는 마치 엄청난 제품이 나온 것으로 착각하고도 남는다. 기술력과 새로운 시스템은 그렇다 치더라도 그동안 역삼투압 정수기를 생산 보급하면서 가장 큰 문제점으로 지적됐던 산성수와 미네랄이 없는 물, 즉 증류수의 문제는 여전히 해결하지 못했는데 말이다.

이미 '위험한 물장난', '역삼투압 정수기가 사람 잡는다'는 책과 울산MBC의 '미네랄의 역설' 방송에서 드러났듯이, 웅진코웨이 측이 가장 시급히 해결했어야 하는 문제는 산성수와 미네랄이 없는 물의 문제점을 해소했어야 옳았다.

물론 웅진 측은 신제품 다빈치가 중금속은 제거하고 미네랄을 남기는 신개념 정수수로 유해물질 제거능력이 떨어지던 기존 UF방식을 보완해 '청정수'를 생성했다고 반박할 수도 있다.

웃기는 것은 바로 그 부분이다.

필자가 그동안 수도 없이 미네랄이 없는 산성수는 몸에 해롭다고 주장했지만 웅진 측은 지금까지도 "물에 함유돼 있는 미네랄은 체내에서 흡수가 되지 않는 무기 미네랄이 대부분이며 물을 아무리 많이 마신다고 해도 물속 미네랄은 체내에서 약 1% 미만만 흡수되기 때문에 건강과는 무관하다"며 "미네랄은 식품을 통해 섭취하면 된다. 따라서 역삼투압 방식 정수기의 문제는 없다"고 반박해왔다.

미네랄 문제만 나오면 그랬던 웅진코웨이 측이 이제 와서야 '기존 역삼투압 방식에 반대되는 중공사막 방식(UF 방식)을 보완해 청정수를 음용토록 했다'고 하는 것은 스스로 '미네랄이 있는 물이 없는 것보다 좋다는 것'을 증명한 셈이다.

미네랄이 없는 산성수를 국민들이 20여년 간 음용토록 할 때는 역삼투압 방식의 물이 최고인양 광고를 해왔던, 또 미네랄 문제만 나오면 터부시 해왔던 웅진코웨이가 이제 와서 미네랄이 있는 중공사막 방식의 '청정수'를 선전하는 것은 기존의 웅진 애용자들을 두 번 울리는 것이 될 것이다.

역삼투압 방식의 정수기 물이 세상 최고인양 광고를 해, 이를 믿고 산 소비자들은 일격에 뒤통수를 맞은 것이나 다름없기 때문이다.

정수기는 방식도 중요하지만 결국은 사람이 직접 마시는 물이다. 만약 웅진코웨이가 지난 20여년 간 요지부동으로 극찬했던 깐깐한 물인 미네랄이 없는 산성수가 최고라면, 굳이 미네랄이 있는 방식의 정수기를 만들어 낼 이유가 없을 것이다.

또 "식품에서 충당하면 된다"던 미네랄 물을 만들기 위해 굳이 이런 중공사막 방식을 따로 부착할 이유 역시 하나도 없을 것이다.

만약 웅진코웨이가 물에서 나오는 미네랄의 영향을 신제품 다빈치를 통해 인정한다면, 이는 결국 기존의 역삼투압 정수기 구입자들에게 "미네랄은 음식에서 충당하면 된다"고 한 것이 거짓말이 되는 셈이다.

다시 말해 드디어 웅진코웨이가 미네랄이 함유된 물이(중공사막 방식, 전기분해 방식 등) 미네랄이 없는 역삼투압(코웨이) 물보다 더 좋다는 것을 인정하는 것이라 할 수 있다. 결국 스스로 자기 모순을 시인하고 있는 것이다.

그렇다면 지금까지 20여년 간 역삼투압정수기(웅진코웨이 제품) 물이 미네랄이 없어도 깨끗한 물이라고 인정하고 마셔온 사람들은 뭐가 되겠는가.

역삼투압정수기 물은 산성수다. 혈액을 탁하게 해 각종 질병을 유발할 수 있는 위험성을 갖고 있다는 것이 이미 밝혀져 있고, 미네랄이 없어 독일 등에서는 사람이 먹어서는 안 되는 물로 평가됐다.

이런 물을 가장 좋은 물이라고 극찬했던 웅진코웨이가 다빈치 정수기로 시장을 재편하겠다면서 마치 최고의 기술인양 슬쩍 UF 방식(중공사막 방식)을 하나 더 붙여 '순정수(역삼투압 방식)'와 '청정수(중공사막 방식)'가 나오니 소비자의 취향대로 선택해 마시라고 하는 것은 국민을 또 다시 기만하려는 후안무치한 행동이다.

웅진코웨이는 쓰나미에 의한 일본 원전 사고로 방사능 유출 문제가 이슈화 됐을 때는 역삼투압 방식 정수기가 방사능도 걸러낸다고 노이즈 마케팅을 해 엄청난 부가수익을 창출했고, 녹조문제가 닥쳤을 때도 방사능 마케팅의 효과 때문에 짭짤한 재미를 봤다.

세상에 가장 좋은 물, 세상에 가장 좋은 정수기, 세상에 가장 뛰어난 정수 방식을 자랑해왔던 웅진코웨이는 국민과의 신뢰를 지키기 위해서라도 미네랄이 없는 산성수가 제일 좋은 물이라는 것을 스스로 입증해야 한다.

지금도 수많은 국민들은 그렇게 알고 있다. 그런데 이번에 마치 전혀 새로운 정수기가 나온 것처럼 홍보해 자신들의 치부를 가리려 한다면 국민들은 결코 용서하지 않을 것이다.

아무리 뛰어난 신제품이라도 다빈치 같은 방식이라면 굳이 기존 정수기를 바꿔야할 이유가 없다. 역삼투압이던 중공사막식이던 하나만 사용하면 된다. 다빈치 정수기에서 나오는 두 가지 물 중 하나는 역삼투압에서 나오는 물이며, 다른 하나는 중공사막식에서 나오는 물이기 때문이다.

에너지 절감, 직수시스템, 순간가열, 순간냉각기술 등 최신기술의 대체는 박수를 받을 만하다. 그러나 정수기의 생명은 물이다. 인체의 건강을 해치는 '미네랄 없는 산성수'의 문제를 해결하지 못한 채 역삼투압 방식에 중공사막 방식을 결합한 다빈치를 천재 정수기인양 국민을 현혹하는 것은 또 하나의 용서할 수 없는 사기극이다.

역삼투압 방식의 정수기가 이 땅에서 사라질 때까지, 적어도 웅진코웨이만은 미네랄이 없는 산성수를 최고의 물로 고집해야 한다. 역삼투압 정수기 물에 중공사막 정수기 물을 보태 국민들에게 "니 입맛대로 고르세요"하는 식으로 선택을 강요하는 것은 또 다른 혼란을 야기하는 짓이다.

적어도 국민의 생명과 건강을 담보로 돈을 벌어 1조가 넘는 기업 가치를 가진 웅진코웨이라면, 지금이라도 "미네랄은 음식에서 섭취하면 되지 왜 정수기 물에서 섭취하느냐"고 한 20여년 간의 주장에 대해 국민이 납득할만한 설명은 하고 넘어가야 한다.

그래야 지금 나온 신제품 다빈치 정수기의 '청정수'(미네랄을 함유한 물)를 먹어야 할 지 아니면 먹지 않아도 되는 것인지 국민이 알 것 아닌가. 손으로 얼굴은 가릴 수 있어도 하늘은 가릴 수 없을 것이다.

(메디팜뉴스 2012. 09. 07 보도)

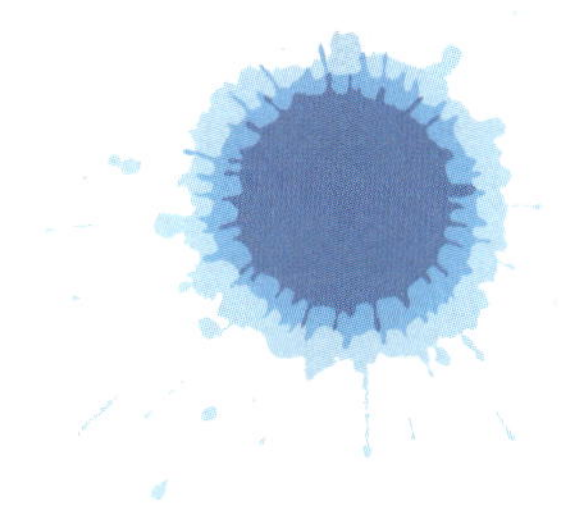

글을 마치며

참으로 이상한 나라다. 국민 건강엔 관심이 없는 것인지 아니면 국민을 무시하는 것인지 화가 치밀 정도다. 역삼투압 방식의 정수기 물을 음용하면 건강에 심각한 문제가 발생하고 있다는 과학적인 실험결과가 나왔는데도 모두가 묵묵부답이다.

보건복지부, 환경부, 식품의약품안전청, 질병관리본부 등 국민 건강을 책임지고 있는 정부부처 및 산하기관들이 수두룩한데도 이 문제와 관련 한결같이 입을 닫고 있다.

국민들의 건강은 건강보험 재정과도 밀접한 관계가 있다. 국민이 건강하면 재정이 탄탄해지지만 그렇지 못할 경우 심각한 문제를 유발할 수 있다.

지난 2001년에 촉발된 건강보험 재정파탄 이후 지금까지 건보재정은 계속 살얼음판을 걸어오고 있다. 여차하면 재정 파탄이 또

올 수 있다는 경고까지 나오고 있다.

2012년 7월 19일 동아일보의 보도를 보자.

건보료 10배 더 내도 2060년 86조 적자… 세금으로 메워야

18일 동아일보가 입수한 국회 예산정책처의 '건강보험 장기재정 전망'에 따르면 건강보험에 대한 국고지원금은 올해(2012년) 5조4000억 원에서 2020년 11조8000억 원, 2040년 49조2000억 원, 2060년 86조3000억 원으로 15배나 급증한다. 48년 후에는 정부가 86조 원을 지원하지 않으면 건강보험이 제대로 돌아가지 못한다는 얘기다.

-중략-

2060년에는 모든 직장인이 연간 2231만 원(회사 부담액 포함)의 보험료를 내야 한다. 물가상승을 감안해 현재 가치로 환산하면 979만 원. 올해의 경우 206만 원이므로 단순 액수로는 10배를 더 내야 한다. - 동아일보 기사 발췌

이것이 건강보험의 현실이다.

물론 건보재정을 위해서가 아니라 어떤 이유가 됐건 국민 건강에 조금이라도 영향을 미치는 문제가 발생하면 해당부처는 적극적으로 나서야 한다. 그리고 실태파악을 통해 문제를 유발하고 있는 원인을 없애야 한다. 그것이 관련 공무원들의 직무며 국민을 위한 것이다.

역삼투압 방식의 정수기 물 문제는 사소한 것이 아니다. 국민

수천 만명 이상이 사용하고 있다. 사용한지 10여년이 넘는 국민들도 상당수일 것이라 본다.

지난 4월27일 방영된 울산MBC방송(워트시크릿-미네랄의 역습) 내용대로라면 10여년 이상 장기간 역삼투압 방식의 정수기를 사용한 국민들의 건강은 심각한 상태에 와 있다고 봐야 한다.

방송을 본 국민들은 충격에 빠져 있는데도 정부나 관련기업들은 이렇다할 말 한마디 없다. 계속 먹어도 되는 것인지, 아니면 먹지 말아야 하는 것인지, 이에 대한 판가름 정도는 해줘야 하는 것이 정부의 책임이다.

필자는 정수기와 관련된 문제에 대해서 20여 년 째 지적과 변화를 촉구해왔다. 그러나 조금도 변함이 없다. 얄팍한 상술로 국민들을 속이고 있는 업자들도 밉지만, 국민 건강이 허물어지고 있다고 해도 관심조차 갖지 않는 정부가 더 밉다.

그리고도 건강보험 재정파탄과 관련해서는 국민들의 주머니만 털 생각만 하고 있다. 정부는 서양식 식생활과 운동 부족도 건보재정을 위협하는 요인이라고 앵무새처럼 말하고 있다. 이것이 비만과 고혈압, 당뇨를 유발할 뿐만 아니라 암이나 심 · 뇌혈관 질환 등 중중질환으로 이어질 수 있다는 것이다.

그렇다면 역삼투압 방식의 정수기 물도 건보 재정을 위협하는 요인임에는 틀림없다. 방송을 보면 다양한 질병을 유발하는 원인이 되고 있다는 것을 알 수 있기 때문이다.

방송은, 건강을 지키기 위해 마시는 역삼투압 정수기 물이 오히려 암세포를 활성화하고, 당뇨병을 악화시킨다는 연구결과까지 내놓았다. 정부가 말하는 건보재정 위협요인이 그대로 적시된 것이다.

의료이용에 대한 국민들의 만족도나 접근도는 낮으면서도 급여비 증가와 보험재정의 악화, 그리고 이에 따른 보험료 인상이라는 악순환이 지속되고 있는 건강보험을 생각한다면 당장 역삼투압 정수기 물에 대한 실태조사를 벌여야 한다.

먹는 물로 인한 해악은 극약을 마시는 것처럼 금방 나타나는 것이 아니다. 서서히 건강을 허물어뜨려 다양한 질병을 유발시키기에 어쩌면 더 해로운 것일 수도 있다. 특히 어린아이, 임산부, 환자, 노인 등에는 치명적인 문제를 발생시킬 수 있다.

필자는 지난 2008년 〈위험한 물장난〉이라는 책을 통해 정부에 이 문제 해결을 촉구했었다. 산성수를 마시는 것이 국민 건강에 이로울리 없다며 그 해답을 요구했었다.

이런 요구가 있은 지 4년, 또 다시 책을 내면서 정말 우리 정부가 정수기에 대한 생각을 바꾸기를 촉구한다.

19대 국회도 이 문제를 간과해서는 안 될 것이다. 여의치 않다면 국정감사를 통해서도 이 문제를 반드시 해결하고 넘어가야 한다.

역삼투압 방식 정수기를 생산하고 있는 국내 굴지의 기업이 지금 매각을 추진하고 있다. 결과는 두고 봐야지만 만약 국외 기업이 인수한다면 향후 이 물 때문에 국가 간 논란이 될 수도 있다.

독일 환경국의 분석에서는 한국의 역삼투압 정수기 물은 먹는 물로 부적합한 것으로 판명 나 이미 사용하지 않고 있으며 대다수 선진국도 비슷한 실정인 것으로 알려져 있다.

그런데 왜 우리나라만, 그것도 가장 많은 국민들이 마시고 있는데도 강 건너 불구경만 하는 것인지 이것이 이해가 안 되는 것이다.

정부도 국회도 안 된다면 국민들의 힘으로 이 문제를 해결해야 한다. 이 책을 읽는 국민들 스스로가 역삼투압 방식의 정수기 물에 대한 위험성을 주변에 알려 더 이상의 피해를 막을 수밖에 없다.

더불어 의료용 물질생성기로 허가받고는 정수기로 속여 파는 알칼리 이온수기 업자들에 대한 부분도 반드시 짚고 넘어가야 한다. '물 마크'가 없는 것은 정수기라 할 수 없다. 그럼에도 상당수의 알칼리 이온수기들은 정수기처럼 팔고 있다.

알칼리 이온수기는 '의료기기법과 의료기기허가 등에 관한 규정, 의료기기 품목 및 품목별 등급에 관한 규정, 의료기기 기술문서 등 심사에 관한 규정'등에 의해 관리되는 의료기기며 허가된 의료용 물질생성기의 pH는 9.2~9.8(개정 전 8.5~10.0)이다.

이물은 반드시 '의사 또는 약사와 상담 후 마셔야 한다'고 허가 목적에 적시되어 있다. 그런데도 업자들은 이 경고 문구를 거의 찾아보기 어렵게 작게 표시해 소비자들이 마치 먹는 물과 같이 매일 마시는 물로 잘못 인식할 수 있도록 유도하고 있다.

이러한 강알칼리수에 대하여 일부 시민단체와 언론에서 문제가 있다고 지적하자 그들은 한 술 더 떠서 아예 기기 자체를 변조했다. 허가 받지 않은 별도의 장치를 만들어 약알칼리수가 나오는 제품으로 둔갑시킨 것이다.

그런데 이상한 것은 의료기기와 관련해선 손잡이가 조금 바뀐 것까지도 문제 삼는 식약청이, 허가기준이 아닌 'pH9.2'이하의 물을 임의로 변조하여 생산, 판매하는 것을 그저 보고만 있다. 이런 심각한 사항을 문제 삼지 않는 것을 보면 아무리 생각해도 이해가 되지 않는다.

그래서 이제 참으로 어이없게도 국민들은 역삼투압 방식의 산성수에 이어 강알칼리수 음용에까지 무방비로 노출돼 있다.

산성수도 모자라 강알칼리 물을 정상적인 국민들이 매일 같이 마시고 있는데 이를 방관하는 정부는 무엇을 하고 있는지 한심하기만 하다.

이 두 가지 물이 하루 빨리 해결되지 않으면 지금도 위험 수치는 넘은 국민들의 건강이 더욱 악화 될 것이다.

바라건데 이 책이 국민 건강을 도외시하고 있는 정부에는 따끔한 채찍질이, 역삼투압 정수기를 판매하고 있는 기업과 의료용 물질생성기를 정수기로 둔갑시켜 파는 업자들은 깊이 반성하고 국민 건강을 생각해 더 이상의 판매를 중단하는 촉매제가 되기를 기대한다.

물로 장난치는 일은 범죄와 다를 바 없다. 문제가 있다면 스스로 팔지 말아야한다. 국민을 바보로 보고 이런 짓을 계속한다면 그 화는 분명히 부메랑이 돼 돌아갈 것이다.

이 책이 국민들 스스로가 건강을 지키는데 조금이라도 도움이 된다면 더 바랄 것이 없겠다.